# 高效睡眠法

## 如何快速提高睡眠质量

[日] 西川有加子 著

朱芬 译

机械工业出版社
CHINA MACHINE PRESS

本书内容主要有两大块：第一块内容是夺回一直以来过分不足的睡眠时间，即所谓偿还睡眠负债；另一块内容是提高睡眠质量，也就是希望大家能够摆脱"睡不着，睡不好"的状态，变得能够自己掌控自己的睡眠。为此，作者将介绍自己探索出来的最简单、最有效果的方法。通过阅读本书，了解了"该做什么"，接下来需要的便只是像在积分卡上面盖印章打卡一样，养成帮助形成舒适睡眠的生活习惯。一定要愉快地坚持下去。你一定会变成"熟睡体质"。

SAIKYO NO SUIMIN

SEKAI NO SAISIN RONBUN TO 450NEN KIGYO KEIEISHA NIYORU JISSEN DE TSUINI WAKATTA

Copyright© Yukako Nishikawa

Original Japanese edition published in 2020 by SB Creative Corp.

Simplified Chinese translation rights arranged with SB Creative Corp., through Shanghai To-Asia Culture Co., Ltd.

本书由 SB Creative Corp 授权机械工业出版社在中华人民共和国境内（不包括香港、澳门特别行政区及台湾地区）出版与发行。未经许可的出口，视为违反著作权法，将受法律制裁。

北京市版权局著作权合同登记　图字：01-2021-0912 号。

## 图书在版编目（CIP）数据

高效睡眠法：如何快速提高睡眠质量／［日］西川有加子著；朱芬译.
—北京：机械工业出版社，2021.9
ISBN 978-7-111-69053-5

Ⅰ.①高…　Ⅱ.①西…②朱…　Ⅲ.①睡眠-基本知识　Ⅳ.①R338.63

中国版本图书馆 CIP 数据核字（2021）第 177184 号

机械工业出版社（北京市百万庄大街 22 号　邮政编码 100037）
策划编辑：坚喜斌　　责任编辑：坚喜斌　李佳贝
责任校对：张　力　　责任印制：李　昂
北京联兴盛业印刷股份有限公司印刷

2021 年 10 月第 1 版·第 1 次印刷
145mm×210mm·6.625 印张·1 插页·114 千字
标准书号：ISBN 978-7-111-69053-5
定价：59.00 元

电话服务　　　　　　　　　　　网络服务
客服电话：010-88361066　　机 工 官 网：www.cmpbook.com
　　　　　010-88379833　　机 工 官 博：weibo.com/cmp1952
　　　　　010-68326294　　金 书 网：www.golden-book.com
**封底无防伪标均为盗版**　　机工教育服务网：www.cmpedu.com

# 序 言
*Preface*

"入睡困难，总是睡不着。"

"半夜就醒了。"

"明明晚上已经睡好了呀，怎么第二天早上感觉没睡够呢。"

"好好睡觉了，可是白天还是犯困。"

"睡眠时间根本就没法保证。"

以上都是一些关于睡眠的典型烦恼，常听到事业发展中的商务人士如此诉苦。

的确存在这样一种现状：许多人因为睡不好觉，慢性疲劳累积加剧，导致原本具备的才干能力无法充分发挥。本书的目的正是为此类人群创造一个"最棒的身体状态"。

我自己也深有体会，现代商务人士实在是太忙了。再怎么推行劳动方式改革，工作量本身是不会发生变化的，甚至由于这个同事休产假、那个同事休看护假等，各种事情凑到一块，导致人员不足却又没有补充，最后有些人的工作量反而增加了。

此外，实际上，商务人士离开公司回到家，也会有诸如做饭之类的家务，有的人还要再加上育儿任务，个人需要处理的事情也是堆积如山。而且，我们还想要一点属于自己的时间。这也非常能够理解。

问题是，许多商务人士嘴巴上说着"所以说啊，根本没办法嘛"，就此放弃了。他们放弃了获得更好的身体状态的机会，也放弃了取得更高成效的机会。

关于这个机会，掌握其命脉的关键，无疑就是"睡眠"。

我每天早晨和大家一样，从家到公司上班，在拥挤的地铁里被摇来晃去。在地铁上，我看到很多商务人士一大早就开启了"混沌模式"。

我看到他们的一瞬间便知道"这个人的睡眠方法不对"。而且，我还知道，这个人也没有意识到要去改正错误的睡眠方法。

如今在日本成年人中，每5个人里就有1个人患有失眠症，经常会听到人们各式各样有关睡眠不顺的抱怨，但是不得不说真正想要改善睡眠的人却只有极少数。他们的内心大概是这样想的吧："我也试过了，但是没什么效果啊""我本来就不知道该怎么办啊"。

另外，还有一个我们不愿面对的事实，人在35岁左右开始睡眠质量会急剧下降。如果什么应对措施也不采取，那么总是"莫名不舒服"，也是理所当然的。

如果忽视这样的事实，说什么"工作太忙了，睡眠的事情只能推后"，那么肯定会疲劳堆积，也不可能获得好的业绩了。

本书的目的是认真应对睡眠问题，从根本上提高你的工作业绩。如何在有限的时间里，充分发挥自己的高水平，不仅关系着商务活动结果的好坏，而且左右着我们的生活质量。

我既不是医生，也不是科学家，为什么能够在这里给大家提供建议呢？为了解释这个问题，在此我需要首先向大家介绍一下我自己。

我出生于经商之家，我们家的祖业是一家叫作"昭和西川"的百年老铺，主营业务是寝具制造。追根溯源的话，可以追溯到450年前的室町时代。不过，我是家里的二女儿，最初家里人并没有打算让我继承家业，因为将来我要结婚离开娘家的。

确实，大学毕业以后，我作为出版社的编辑，过着睡眠极端不足的生活，绝对不像是寝具制造商家的女儿过的生活。

大约过了10年那样的日子，我成为昭和西川的一名员工。这是因为有一位工作了许多年的老员工辞职了，需要有人去填补那个空位。

几年以后，我被调到企划部门，负责公司品牌重建工作。我踏上了这一工作战场，想着做编辑的工作经验应该可以活用起来。谁知道，结果是我花了太多的广告费，造成了公司创始以来最差的收支状况，酿成巨大失败。

作为公司负责人的父亲勃然大怒，将我从企划部门一下子调动至我完全不熟悉的管理部门。虽然我明白管理部门担负着非常重要的公司责任，但是对于我来说，是毫无经验且完全不擅长的领域。我在那里毫无用武之地，可以说是被"晾"在一边了。父亲是个非常严格的经营者，不会因为员工是自己的女儿就格外照顾。

创始人家的女儿突然被安插到公司里，本来就会遭到一般员工的侧目。再加上这样的人事安排，我完全被边缘化了。

没有人会来跟我说话，我每天就是一个人在那里核对大量的进出账票据。说是工作，其实可以说是被贴上"新手"标签的最没劲的工作。

我好像变成了没有人需要的透明存在，那种无用感和孤独感折磨着我，我开始每天大量地摄入自己喜好的酒、甜食、咖啡等。那样的生活持续了三年，我把自己的身体搞垮了，还做了手术。

　　身体上总有这样那样的不适，精神上也陷入困境，那段时间我唯一投入的就是关于睡眠的实践性研究。作为寝具制造公司员工所必备的关于睡眠的知识，我那时候已经有所掌握。我将这些储备知识一一检验证明。

　　比如说，对于医生、科学家在论文中给出的信息或者已经出版的书籍中的信息，人们一直以来都会以为"既然是专家研究的结果，肯定是正确的"。这次我借机全部"以身试法"，当然也是想治好自己的睡眠不适。同时，我还想着我一定要恢复健康，重返职场，一雪前耻。

　　我尝试了所有能找到的"舒适睡眠法"，甚至挑战了那些被认为是"无法熟睡"的方法。

　　这样一来，我终于明白了有的方法是有效果的，有的是没效果的，简直是"玉石俱存"，而我变得能够从中拾"玉"。去石存玉，反复尝试真正有效的方法，我的身体状况大大好转，精神也变得无比强大。

　　不仅如此，我不再拘泥于小事情，此前那么沉迷的酒、甜点、咖啡也完全戒断了。

　　这件事情给予了我成为睡眠专家的自信，我想把那些真正高效的方法传达给我的客户。

　　此外，仿佛重生了的我，工作业绩也取得了巨大进步，再次被委以重任，负责公司主力商品的品牌重建等重大任务。如今，我已身担重责，担任公司副总经理。

虽然我既不是医生，也不是科学家，但是作为一名睡眠求道者，追求通过睡眠"变得健康""治愈不适"，我却有着日本第一的自负。因为我曾经做过那么多的尝试、试错。我相信，正因为我有过那么痛苦的三年经历，作为自我治愈的专家，我可以更加真切地理解苦于睡眠问题的人们的心情和状况，向他们提供去石存玉、去伪存真之后真正恰当的解决方案。

本书公开了我平时作为"睡眠讲师"受邀去参加讲座时传授的所有经验。

核心内容主要有两大块。

第一块内容是，夺回一直以来过分不足的睡眠时间，即所谓偿还睡眠负债。这是第一紧要的课题。

第二块内容是，提高睡眠质量。也就是希望大家能够摆脱"睡不着，睡不好"的状态，变得能够自己掌控自己的睡眠。为此，人们有必要调整体内的生物钟，增加大脑内的物质血清素（睡眠荷尔蒙褪黑激素的前趋物）的分泌。

为此，我将向大家介绍我探索出来的最简单、最有效果的方法。至于大家能否把这些方法变成行为习惯，则要看你们每个人的努力了。只要你发自内心地想要从根本上消除日复一日的疲劳感和不适状态，进而取得最好的成绩，我想你就一定能做到。那么就请你继续看下去。

日复一日的积累绝不会白费。

通过阅读本书，我们了解了"该做什么"后，接下来需要的便只是像在积分卡上面盖印章打卡一样，养成帮助形成舒适睡眠的生活习惯。

一定要愉快地坚持下去。你一定会变成"熟睡体质"。

并且，当你注意到这一变化时，身体状况也一定会惊人地好转，整个人也一定焕然一新，变成了"最高效的你"。

# 目 录

*Contents*

## 第 3 章　"过好早晨"可以显著提高上午的状态

## 第 4 章　"白天如何度过"才能保持一整天的好状态

## 第 5 章　如何度过"夜晚时光"让疲劳不过夜

## 第 6 章　创造"舒适睡眠"的环境直接关乎次日状态

# 第 1 章

睡不着的人想要了解的
睡眠原理、原则

## 在哪儿都能睡得着的人其实很危险！"睡眠负债"的可怕现实

"睡眠负债"这个词入选了日本2017年"新词、流行语大奖"提名，广为大众所熟知。

但是，大部分人也只在当时感同身受，如今已经完全当作"过去的新闻"抛之脑后，其睡眠负债依旧不断累积。

即便是在发达国家当中，日本人的睡眠负债也属于较高的，很多专家对此抱有强烈的危机感。

事实上，OECD（经济合作与发展组织）加盟国当中，日本人的睡眠时间是倒数第一（根据OECD "Gender Data Portal 2019" 调查显示）。从这一事实也不难想象，由于睡眠负债情况，支撑日本经济发展的商务人士的工作效率和状态想必也在显著下降。

人的睡眠和白天的状态是表里一体的。因此若想提高商务人士的工作效率，与其选择让他们"好好工作"，不如选择让他们"好好睡觉"，这才是高效理性的判断。

如表1-1和图1-1所示，美国国立睡眠财团公布了各个年龄段保障脑部机能和健康不受损害所必需的睡眠时间。这是解析全世界医药学论文之后总结出来的数据。

表 1-1 各个年龄段理想睡眠时间

| 年龄 | 推荐睡眠时间 | 容许范围 |
|------|------------|---------|
| 0~3 个月 | 14~17 个小时 | 11~13 个小时<br>18~19 个小时 |
| 4~11 个月 | 12~15 个小时 | 10~11 个小时<br>16~18 个小时 |
| 1~2 岁 | 11~14 个小时 | 9~10 个小时<br>15~16 个小时 |
| 3~5 岁 | 10~13 个小时 | 8~9 个小时<br>14 个小时 |
| 6~13 岁 | 9~11 个小时 | 7~8 个小时<br>12 个小时 |
| 14~17 岁 | 8~10 个小时 | 7 个小时<br>11 个小时 |
| 18~25 岁 | 7~9 个小时 | 6 个小时<br>10~11 个小时 |
| 26~64 岁 | 7~9 个小时 | 6 个小时<br>10 个小时 |
| 65 岁以上 | 7~8 个小时 | 5~6 个小时<br>9 个小时 |

> 只要你不是短睡眠者（请参见本书
> 第44页的定义），每天的睡眠
> 时间必须达到6个小时以上

**+**

> 64岁以前每天推荐睡眠
> 时间为7~9个小时

**图1-1 建议睡眠时间**

来源：根据美国国立睡眠财团"专家推荐的睡眠时间"改编。

多数读者所属的 26~64 岁年龄段的最佳睡眠时间应该是 7~9 个小时。可见睡眠不足 6 个小时或者超过 10 个小时都会对大脑、健康产生不利影响。

日本的睡眠学者也有着这样的共同认识，即成年人若想健康生活，7 个小时左右的睡眠时间是必需的。

但是，据日本厚生劳动省 2018 年"国民健康与营养调查"显示，平均睡眠时间"不足 6 个小时"的成年人约占 4 成，其中 40~50 岁的人群高达 5 成以上。不仅如此，40~50 岁的人群中有大约 1 成的人甚至过着睡眠时间"不足 5 个小时"的生活。

日本居然有近 4 成的人，连美国国立睡眠财团公布的最低睡眠时间都达不到。

如果这只是一两天的事情，倒也不必太过在意。我自己有时候遇到突发状况时，也有可能因为要处理事情"只能睡 4 个小时"。但是，我十分清楚这样做的"危害"，所以会在事后 1 个星期以内，努力调整作息，将不足的睡眠补回来。

问题是，有的人压根不重视睡眠不足的危害，持续累积睡眠负债。

比如说，原本一天最低要睡够 7 个小时，这些人觉得只要睡满 5 个小时就行了，如此一来，每天欠下 2 个小时的睡眠负债。这样的生活如果持续 1 年，那么睡眠负债就是 700 多个小时。现代商务人士甚至将这样的睡眠负债生活持续 5 年、10 年之久。

并且十分可怕的是，越是睡眠债台高筑的人，越是思考能力麻痹，根本就没有意识到问题的严重性。

"我可是无论在哪儿都能睡得着"——经常说出如此豪言壮语的人，往往就是这种典型人物。这种人会认为自己有"无论在哪儿都能睡得着的高效身体"，但其实可以说，他们的"身心已经达到极限状态，以至于无论在哪儿都能睡过去，什么时候突然病倒，恐怕也不稀奇"。

那些洋洋得意地说自己"入睡好得不得了"的人，往往也需要提高警惕。本来一个健康的成年人，即便感到"困意"上了床，从准备睡觉到睡着，一般情况下也是需要花费 10 ~ 20 分钟的时间。所谓"秒睡"，说明身体已经极度需要睡眠，几乎是以半"晕厥状态"陷入睡眠的。

还有一种情况我觉得也需要注意，就是那种"以短时间睡眠硬撑"还自以为豪的人。

他们脑子里面大概想的是"为了达成目标，削减睡眠时间也是没办法的"。然而，在这里，我想一开始就告诉这些人，这样的想法大错特错。

削减睡眠时间，工作效率必然下降，并且危害健康的风险也会大大提升。顺便一提的是，睡眠不足有时候还会导致判断力低下。人们之所以会陷入"削减睡眠时间也是没办法的"这样的思维模式，恐怕也是因为判断力下降，导致风险感知能力下降。

## 慢性睡眠不足会导致大脑处于"微醉"状态

大家有没有过这样的经历：通宵熬夜工作，按道理会感到疲劳，但是结果反而是精神高度兴奋起来。

然而，大脑不可能一直不用睡觉始终处于高度兴奋的状态。对于大脑来说，充分睡眠带来的休息是不可或缺的。如果没有这个休息，大脑的运转必定会变得不堪。

而且，就算不是通宵熬夜，每天欠下一点睡眠负债的情况对身心的危害会更大。

例如，一天必须要睡 8 个小时的人，每天只睡 6 个小时。这时候，人很容易自我安慰"即便如此一天也睡了 6 个小时了，应该没问题的吧?"有实验表明，如此每天累积 2 个小时的睡眠负债，持续 14 天，脑部状态跟 24 个小时一直不睡觉的状态是一样的。

此外，实验还表明，这时大脑运转会和微度醉酒状态一样，也就是说变成了微醉的"迷迷糊糊"的大脑。

一旦睡眠不足，会对大脑中非常重要的前额叶（位于大脑前侧、耳朵前侧至额头一带）产生巨大影响。前额叶有以下一些功能，都是保障高效工作所必需的功能。

- 激发干劲
- 激发脑内记忆力
- 进行逻辑思考
- 进行有创造力的思考
- 控制情绪
- 做出恰当的判断
- 维持注意力

以上全都是成为一个"聪明的人""可信赖的人"不可或缺的要素。如果考虑到这一点，可以想见有些人做出如下判断，认为"因为工作太忙了，多少牺牲掉一点睡眠时间也是没办法的"这一想法是多么愚蠢。

毋庸置疑，这种不良影响不仅仅存在于商务场合。

决定生活方方面面所有活动的是你的大脑，构筑人际关系的也是你的大脑。

睡眠不足会导致前额叶运转迟钝。导致平时十分注重节俭的人，不知道怎么在网上看来看去最后买了一大堆根本不需要的东西；变得容易轻信别人，上当受骗；莫名烦躁，和自己的同伴吵一些不必要的架……如此这般悲惨事件频发，严重影响私人生活。

这个"悲惨"，并非和他人比较而言的"悲惨"，而指的是你闯了一些本来你根本不会闯的祸，然后疲于处理这些自己闯下的祸，使睡眠更加不足，前额叶运转更加迟钝，很可能又要闯别的祸。就这样自己变得越来越"不像自己"，变成了一个"失败的自己"……

很多时候就是这样，自己亲手制造出了这样的悲惨人生，还误以为这就是"本来的自己"。

2014 年，美国加利福尼亚大学发布了一项研究报告指出，每天的睡眠时间在 6 个小时以下的人，比睡眠时间超过 7 个小时的人感染感冒病毒的概率高出 4 倍以上。相信大家也有类似经历，一旦觉没睡够，就更容易感冒。

如前所述，睡眠不足，前额叶的运转就会变得迟钝，我们就会变得"不像自己"。这时候如果再患上感冒之类的，就会加剧负能量，陷入恶性循环……变得无药可救。

如此看来，显然，在人生的所有场合，"好好睡觉的人才能活出本来的自己"。然而，众多日本商务人士却眼睁睁地选择了"降低性能的自我"这条道路。

让我们一起更加理性地思考，致力于睡眠问题的改善吧。

## 睡眠不足会让你发胖

2005 年，美国哥伦比亚大学公布的一项研究结果十分意味深长。

该研究以 32～59 岁（正是处于工作旺盛期的人群的年龄段）的男女共 8000 人为对象进行了调查，结果显示，与睡眠时间平均达到 7～9 个小时的人群相比，睡眠时间为 5 个小时的人群肥胖率要高出 50%、睡眠时间为 4 个小时以下的人群肥胖率则要高出 73%。

大家可能会觉得，只睡很少的时间忙碌个不停，人应该会瘦。但是为什么研究结果不是这样呢？

为了帮助大家理解这一点，我将给大家介绍一下美国斯坦福大学 2004 年的调查研究结果。这是一项有关睡眠时间与食欲关系的研究。

该调查表明，与睡 8 个小时的人相比，只睡 5 个小时的人，其体内唤起食欲的胃饥饿素（ghrelin）分泌量约高

出 15%，反过来，抑制食欲的瘦素蛋白（leptin）分泌量则
要少 15%（见图 1-2）。

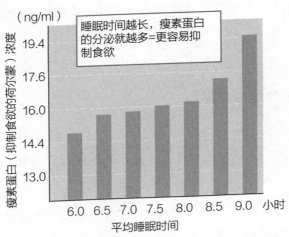

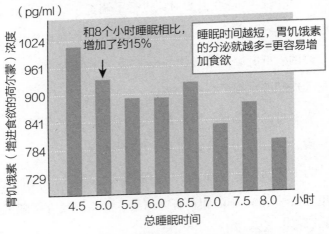

图 1-2　睡眠时间和食欲荷尔蒙之间的关系

来源：Shahrad Taheri et al.：PLoS Med，1（3）：e62，2004。

这是因为，大脑感知到"睡眠时间变短了＝醒着的时间变长了"，就会考虑要确保更多的能量，以应对长时间的活动。

而且，这种增加的食欲，主要面向"糖分"，因为大脑会寻求最快捷的替代能量的糖分物质。因此，一旦人们的睡眠不足，会不知不觉地将手伸向一些食物，主要是拉面、盖浇饭等主食以及曲奇饼干、巧克力、冰激凌等甜食。也就是说，一旦睡眠不足，相应地身体就会变成"想要胖起来"的构造。

进一步而言，基础代谢的问题也不可忽视。

所谓基础代谢，指的是只要我们活着，就要维持生命的存续，就需要消耗相应的卡路里。基础代谢随着年龄增长，逐渐变慢。吃同样的食物，过同样的生活，年轻的时候很瘦的人，也会呈现逐渐变胖的趋势。

而这一基础代谢水平会因为睡眠不足而进一步下降。

我们将在第2章详细介绍这个问题，人在应该睡觉的时间段好好睡觉，就会分泌成长荷尔蒙。那么，分泌成长荷尔蒙的时候，全身细胞的新陈代谢会最大化。也就是说，此时基础代谢水平就会上升。

成长荷尔蒙担当了分解体内中性脂肪的重任。中性脂肪获得分解，意味着肥胖得到消解。

不仅如此，成长荷尔蒙还能进行肌肉的修复。肌肉变得厚实，基础代谢水平就能上升，消耗的卡路里就会增加，因此就不容易变胖了。

反过来说，没有好好睡觉，成长荷尔蒙就不能够好好分泌，那就意味着在肥胖的道路上突飞猛进了。

顺便说一句，斯坦福大学2004年发表的论文还得出了一个结论，"7个小时42分的睡眠时间是最不容易长胖的"。如此精准的观点其依据虽不得而知，但是哈佛大学公共卫生学院公布的众多数据表明，"与睡眠时间为7~8个小时的人相比，睡眠时间在此之下的人肥胖的概率要更高"。诸如此类的结论有不少，"如果想要减肥，先从睡眠改善做起"，可以说是美国专家学者的主流意见了。

## 睡眠时间短会导致皮肤暗沉、体态衰老

我由于工作性质的关系，基本上只要一眼就可以大致看出一个人的"睡眠状况怎么样"。特别是那些睡得不好的人，瞬间就能看出来。

首先，睡得不好的人一般皮肤暗沉粗糙，眼白部分缺乏清澈感，呈混浊状。

这是因为交感神经处于过于优势的状态，血管绷得太紧，血液不能十分顺畅地流动。

本来的话，我们的身体设置应该是这样的，即夜晚副交感神经处于优势地位，我们能够充分放松，从而进入深度睡眠。

这样一来，血管得到扩张，血液流通比较顺畅，血液流到毛细血管的每一个角落，在补给营养的同时，排出旧的废弃物。

再者，如前文所述，睡眠中分泌的成长荷尔蒙能够促进新陈代谢，于是体内细胞获得再生。

然而，如果妨碍睡眠顺利进行，就会导致睡觉的时候血管是收缩的，血液流通状态就会持续恶化，成长荷尔蒙也不怎么分泌了。因此，新陈代谢变差，自然而然皮肤就会变得失去"弹力"和"光泽"。

毋庸置疑，这种恶劣影响不会仅仅停留在皮肤上。体内细胞代谢变差，相应地内脏、肌肉、骨头也会老化。可以理解为表面肌肤暗沉的人，其体内也在发生老化。

另外，我们知道，副交感神经功能恶化，血管收缩，会导致血压上升。进而血糖值也会变高。

读者当中，想必有人在单位的体检报告上面，看到过血压或血糖值异常等字样吧。如果仅仅是血压或者血糖值稍稍有点高，并没有察觉到任何症状，大部分人一般也就搁置不管。但是，这往往会导致动脉硬化，会成为心肌梗死或者脑中风的重要诱因。

越是正值旺年，越不能忽视高血压、高血糖问题。也就是说，绝对不可小觑睡眠问题。

睡眠过程中，体内还会展开免疫细胞的修复。睡眠质量不好的话，免疫细胞的力量会变弱。也就是说，人会变得容易感冒，而且感冒了还不容易好。

免疫力变差，癌症发病率的风险也会变高。

并且，研究表明，睡眠障碍还会增加罹患阿尔茨海默病的概率。

我们使用大脑，会产生一种叫作 β—淀粉样蛋白（amyloid β）的陈旧废弃物。这是一种可以称作是"脑内垃圾"的蛋白物质。据说，原本人在睡觉的时候 β—淀粉样蛋白会被清洗出大脑，但是如果在睡眠过程中醒来、不能进入深度睡眠或者睡眠时间不足的话，这种清洗就不能充分进行，如此一来，β—淀粉样蛋白就会残留积蓄，从而罹患上阿尔茨海默病。

如今，"未病"⊖一词越来越为更多的人所熟知。相信大家也能充分理解养生的重要性，即在发展到真正患病之前，及早将病的苗头扼杀在摇篮之中。

---

⊖ 日文"未病"一词，类似于"亚健康"，指的是半健康、半病状态，或者说介于健康与生病的中间状态。取自中国《黄帝内经》中"是故圣人不治已病，治未病"。——译者注

换言之，为了不让"未病"发展成病，优质睡眠不可或缺。轻视睡眠问题，会变得容易罹患各种疾病。

实际上，也确实有数据证明以上问题。

根据一项以美国30～69岁男女共约5000人为对象进行的调查显示，与睡眠时间为7～8个小时的人相比，睡眠时间为6小时以下的人9年后的死亡率，男性要高出1.8倍、女性则高出1.6倍。

正值事业鼎盛期的商务人士，都容易不知不觉就只顾眼前，死活硬撑。以前的我也是这样。然而，最终帮助我们完成重要工作的，只能是健康的身心。如果你觉得现在很重要，那就更要重视睡眠，对睡眠问题反应迟钝可是大麻烦。

不仅如此，还有一个比较严重的问题，周围人对睡眠不足的人的评价可不像他们自以为是的那样。如前所述，睡眠不足的人的皮肤会比较粗糙，也就很难有清洁感；被称作"抗重力肌"的肌肉功能下降，因此眼皮、嘴周边、脸颊等脸部肌肉就会变得松弛，体态也就容易变差，就会给人以衰老、缺乏斗志的印象。简而言之，就是萎靡不振的样子。

无论你是男性还是女性，以及无论你是多大岁数，只要没有好好睡觉，就不可能给人以"健康""工作能干"

的印象。睡眠不足会毁掉一个人的外在形象，很难让别人有想法"把工作交给这个人"。

## "周末攒觉"会引起时差综合征

如果你已经理解了睡眠负债对你的人生产生的恶劣影响比你想象得还要严重，那么，接下来的问题是，为了偿还欠下的睡眠负债，应该怎么做呢？

在此，我想大部分人应该会作如是观。

"工作日无论如何都没办法睡够，到了周六、周日，一定要努力多睡一点。"

这种想法其实是错误的，只要你还干着"周末攒觉"这种事，你就没法解决睡眠烦恼。你恐怕也就没法正常发挥你本来具备的才能。

我们可以尝试着问问那些一直在周末集中补觉的人，既然周末补了觉，那么第二个星期是不是都能神清气爽地工作呢？

恐怕他们的普遍感觉是："周一特别困乏，没什么干劲。差不多从周三或者周四开始，总算正常了。"

然后，有的人还会把这种状态的原因想当然地归结于

"海螺小姐综合征"⊖（周日晚综合征），说："开心的周末结束了，情绪低落，所以周一根本提不起精神来。"又或者可能自己也觉得不可思议，"明明周末好好补觉了，怎么身体状况还是没有变好啊？"

其实，之所以不能从周一开始就立刻精神饱满，是因为你在受"时差"的折磨，而这个"时差"不是别人，正是你自己制造出来的，是你"平时忍受着睡眠不足，周六、周日补觉"这一行为造成的。

大家都知道，去海外旅行会出现时差。因此，会受到"时差综合征"（jetlag）的困扰，在旅行目的地明明是晚上却睡不着，白天又浑浑噩噩。与这种情况类似，周末集中补觉会导致体内引发时差综合征。

这种情况被称作"社会性时差综合征"（见图1-3）。

---

⊖ "海螺小姐"是日本同名漫画改编的动画片《海螺小姐》的主人公，这是日本家喻户晓的电视动画片。由于该动画片的播放档期是周日晚6点半至7点，"海螺小姐"成了让人们切实感受到周末即将结束的具体意象，因此日语中用"海螺小姐综合征"表示人们在周末或节假日的最后一天因假日即将结束、工作即将开始而感到沮丧的状态。——译者注

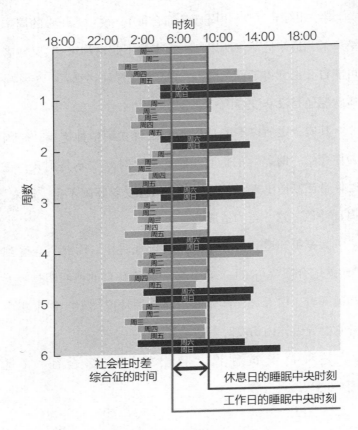

图1-3 社会性时差综合征

社会性时差综合征不单单是会让大脑反应迟钝，工作效率降低。在睡眠医疗领域，专业人士普遍认为社会性时差综合征还会导致 BMI 值、体脂率增高，引发肥胖；还会导致罹患生活方式病、抑郁症等疾病的概率变高。

有一种方法可以简单测算出大家的社会性时差综合征

的具体数值。

"入睡时刻"和"早晨起床时刻"的中间时刻被称作"睡眠中央时刻",工作日和休息日睡眠中央时刻的差额就是你的社会性时差数值。

例如,你在工作日是半夜 12 点钟入睡,第二天早上是 6 点钟醒来,这个睡眠中央时刻就是凌晨 3 点钟。

然而,如果你在周五晚上熬夜到凌晨 3 点才入睡,周六中午 12 点才起床,这时候的睡眠中央时刻就是 7 点半。

也就是说,你就这样自己制造出了 4 个半小时的时差。

为了避免在日常生活中引发这样的时差综合征,最好是做到每天同一时间睡觉、同一时间起床。但是,人们在实际生活中一干起工作来,是很难办到的。如果是这样子的话,那么至少,让我们尽量做到每天早上同一时间起床吧。

如果连这件事也很难办到的话,那么最多睡两个小时的懒觉还是不会引起什么大问题的。因此,也就是说,平时早上 6 点起床的人,周末睡懒觉的话,睡到 8 点也是可以的。

实际上,为了偿还工作日欠下的睡眠负债,人们在休息日稍微多睡一点还是有效的。这时候,最理想的方法是比平时稍微早点睡,然后早上睡懒觉也尽量控制在两个小时以内。如此一来,偿还睡眠负债和减轻社会性时差综合征两方面都能兼顾到。

## 提高睡眠质量的第一步是"调整生物钟"

很多人应该都听说过"生物钟"这个词。当然，你的体内也一定储备了了不起的生物钟。然而，你有多重视这个生物钟呢？我估摸着大部分人应该是这个程度——"大致能够理解生物钟是怎么回事，但是并没有深入考虑过"。

令人感到遗憾的是，一大半现代人都没能够认真对待自己的生物钟。

生物钟是在人类诞生之初便已经配置了的维持生命的装置，具有十分重要的功能。但是，因睡眠问题感到烦恼的人无一不是打乱了生物钟的人。请大家一定要认识到这件事情的重要性，调整生物钟可以说是提高睡眠质量最重要的第一步措施。

本来生物钟就是容易紊乱的东西。实际上，人体生物钟并非完全吻合 1 天 24 小时，它和 24 小时的外在时钟有些许差异。

这就需要我们早晨起来通过沐浴太阳光，将自己的生物钟调整到吻合地球自转的 24 小时。这一构造，自古以来没有变过。

然而，现代人的生活并没有重视早晨的阳光。现代人的室内照明就很明亮，只要待在室内就已经觉得自己充分沐浴过光照了。

值得一提的是，室内照明就算非常明亮也只有500勒克斯（lux，一种照明单位），而调整生物钟所需要的早晨的光照据说是2500勒克斯。如果是太阳光的话，即便是多云阴天或者下雨的日子，也有10000勒克斯的亮度。

我们体内的生物钟除了主要的母钟以外，还有许许多多的子钟。

母钟的位置在连接两耳的中间地带，即大脑的"视交叉上核"内。这个母钟是需要人们在早上起床之后依靠视网膜感知太阳光来进行调整的。

而子钟则存在于人体胃肠、肝脏、肺等所有内脏器官以及血管、肌肉、皮肤、毛发等所有细胞当中。

如果这些子钟能够老老实实地听从母钟的指令运转，那么我们的身心就能保持最好的状态。但是，这件事经常没那么顺利。要想让子钟一个个乖乖配合，光靠早晨的光照还不够，还需要我们在早起沐浴日光之后1个小时以内把早饭吃了。

我们经常会拿管弦乐队的演奏来打比方，各个子钟就像演奏开始之前的调音一样，还处于各自按照自己的节奏发出声音的状态。这时，我们可以通过吃早饭，调整子钟，让它们进入完全匹配母钟演奏的状态。

而这个指挥者，当然就是你了。你自己的管弦乐队是步调一致奏出优美动听的曲子，还是依旧各自我行我素，各鸣其声。这一切，全看你本人了。

## 最终是"睡得好"的人才会赢

常年生物钟紊乱的人，若想调整好生物钟，绝非一朝一夕就能办到。正因为如此，"明确意识并好好调整的人"和"半途放弃的人"，两者之间就会产生很大差距。

但是，有一部分商务人士也会对此进行反驳："在这种事情上花工夫，就没法在现代社会竞争中获胜了"。可不是嘛，大家都觉得，不分昼夜争分夺秒地比他人抢先获取所有信息并迅速应对，这样的人，才是"成功的商务人士"。

确实，自 1995 年 Windows 95 发布以来，互联网以迅雷不及掩耳之势普及开来并不断发展，商务环境也发生了巨大变化。如今，我们不管在世界上的哪个角落，只要一部智能手机在手，就能迅速解决绝大部分的事情。

在这样的状况之下，想必你也希望能够最大限度地活用不断开发出来的便利工具，尽可能提高工作效率。有这样的愿望，也是理所当然的。

然而，也请你注意这样一个事实：这一切只是你的愿望，你的大脑、身体根本没法同步跟上。

已有很多研究表明，我们的祖先智人大约诞生于 20 万～30 万年前。

然而，距离爱迪生发明电灯才过去不到 150 年的时间，更别说互联网普及，也就是这 20～30 年的事情。无论早上还是夜晚，都有明亮的环境，24 小时想上网就上网。这样的事情，从人类漫长的历史来看，也不过是新近发生的事情（见图 1－4）。

智人诞生之际，人类的组织构造便已经固定下来，一直以来基本上没有发生过什么变化。我们的祖先可没有任何现代社会才有的工具，就那样过着日出而起，日落而眠的生活。我们的身体构造，就是为适应那样的生活而设置的。在那样的生活之下，体内细胞全部以最好的状态运转。

对"我们自己的身体现实"视而不见，不管不顾地去努力适应现代社会系统。这样的行为从进化人类学的视角来看也是不合理的，很难说是理性的商务人士应该有的态度。

当然，我并非想要否定现代的便利生活。

只是，在如今，这个比人类还要聪明的人工智能大显身手的时代，我们对于自己身心的照料，必须相当有意识地去把握主导权才行。

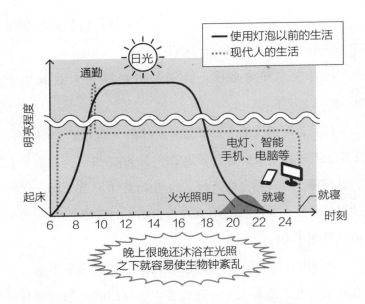

图 1-4　使用灯泡以前的生活与现在生活的变化

来源：根据杰克·纳普（Jake Knapp）、约翰·泽拉茨基（John Zeratsky）著、樱井祐子译，《时间术大全》（钻石社）P278-279 制作。

　　本书数次提及的一个问题，过度依赖智能手机就是一个典型。你是不是会因为睡不着，就熬夜上网刷新闻，或者瞎逛购物网站没完没了地购物。网站总是有很多引人入胜的巧妙设计来吸引人，你是不是经常只是打算"稍稍看一会"，结果却变成好几个小时放不下手机。往往是玩手机玩得睡眠时间也变短了，睡眠质量也被拉低了，然而很多人却对此毫无危机感，这可是把自己的睡眠主导权让渡给了智能手机啊。

以此为契机，希望大家也考虑考虑什么才是"最强的自己"？

拥有许多武器当然是好的。而且，越是性能优越的最新武器就越有优势。然而，在此之前，更为重要的是"操纵武器的自己状态如何"？或者说，如果没有武器，赤手空拳的状态，能不能战斗得起来？这点也十分重要。

再次强调一遍，越是像现代这样纷繁复杂的社会，越是"睡得好的人才会赢"。

## 过了 35 岁睡眠质量会下降

前面我们已经介绍过，很多人因为欠下很多睡眠负债，便在周末长时间补觉，这会引发社会性时差综合征，导致反效果。那么，具体而言，应该如何偿还睡眠负债才好呢？关于这一点，将在后续第 2 章进行说明。

但是，仅仅请大家按照我介绍的方法确保睡眠时间，还是不够的。

特别是，如果你已经超过 35 岁的话……

请你看一下图 1 – 5。你一定觉得很残酷吧。

这张图分年龄段展示了"褪黑素"这一激素的分泌量。35 岁左右的时候，褪黑素约减少至最高峰时候的四分之一左右。

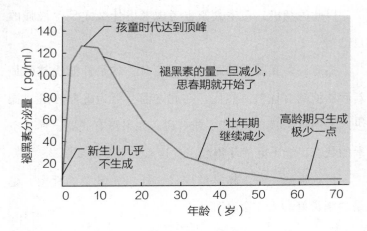

图 1-5　各年龄段褪黑素分泌量

来源：根据 Russel J. Reiter& Jo Robinson 所著《MELATONIN》
(Bantam Books) 翻译引用。

　　褪黑素是让大脑和身体休息下来的激素，也被称作
"睡眠激素"。这个激素大量分泌，我们就能获得高质量的
深度睡眠。但是，存在这样一个现实，随着年龄增长，人
体体内的褪黑素越来越不足，相应地，睡觉变得越来越困
难。进一步而言，如图 1–6 所示，以 35 岁为起点，深度
睡眠（睡眠较深的非快动眼睡眠）的时间逐渐减少，中途
夜醒的时间开始增多。我第一次看到这张图的时候佩服得
五体投地，惊呼"说得太对了!"因为我自己深有体会，我
就是过了 35 岁的分水岭之后，睡眠质量急转直下的。

　　因此，一旦过了 35 岁，我们在确保睡眠时间的同时，
还有必要花心思让褪黑素多分泌一点。

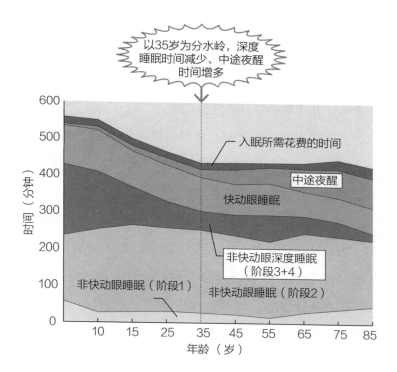

图1-6 各年龄段睡眠质量的变化

来源：根据 Maurice M. Ohayonet al：Sleep 27（7）：1255 – 1273，2004 改编。

褪黑素的分泌会因为明亮的光照受到抑制。

具体而言，早上起床沐浴阳光之后，褪黑素的分泌就停止了。之后再过 14 ~ 16 个小时，分泌又开始了。

例如，一个人早上 6 点钟起床，如果他立刻沐浴早上的阳光，那么褪黑素的分泌就会立即停止。早晨痛痛快快醒来，到夜晚 8 点 ~ 10 点，褪黑素开始分泌，睡意来临。

就是这样一个自然系统在运转。

并且一个人的年龄越增长，生物钟就越容易产生偏差。所以人们更有必要认真地在早晨起床之后好好地沐浴日光、吃早餐，让生物钟能够好好地运转。

进一步而言，我们还有增加褪黑素的方法，那就是增加血清素（一种脑内物质）。如果白天能够充分分泌血清素，到了傍晚，它就会摇身一变，变成褪黑素。

血清素有神奇的功能，可以安定精神，给予我们幸福感，因此能够让我们在白天保持舒畅愉悦的心情，以及在夜晚睡得香甜深沉，具有双重美妙的效果。

如果你已经过了 35 岁，那么请你一定要认识到你体内的褪黑素的分泌已经大不如从前，因此一定要更加努力地调整生物钟，想办法增加血清素的分泌。

关于血清素，我们将在下一小节详细介绍。

## "不知疲惫的身体"与"血清素"之间的深刻关联

如果你想要过上每天都活力满满、效率爆棚的日子，那么这时候最重要的，不是做事的干劲，而是"平常心"。

只是偶尔一次猛地发愤图强，之后便筋疲力尽，这样有点得不偿失，而且也不会有太大成效。所谓"遭遇火灾吓得使出洪荒之力",指的是真的有突发事件时使出的力量。平时还是要尽可能让自己在安定的状态下应对日常任务。从这个意义上来说,大家坚持每天确保必要的睡眠也是非常重要的。

睡眠跟各式各样维持身心平衡的脑内物质(本书为了让大家理解起来更方便,在后文中统一用"激素"来表示)的分泌密切相关。

其中一个非常重要的激素就是前文提到过的"血清素"(见图1-7)。

血清素(幸福激素)是调节平衡
多巴胺、去甲肾上腺素分泌的激素

充足的时候

精神安定

· 心灵包容力更强
· 不易引发负面情感

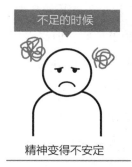

不足的时候

精神变得不安定

· 一直焦虑不安
· 容易产生睡眠问题

图1-7 血清素的作用

为了达到"香甜深沉的睡眠=不知疲惫的身体=最优表现"这一效果,让我们来关注一下自己到底分泌了多少血清素吧！

不管怎么说，血清素可是要转换成"睡眠激素"褪黑素，从而为我们增加褪黑素的啊。

更何况，血清素还会帮助我们调整平衡其他激素的分泌。

其他激素指的是多巴胺和去甲肾上腺素。如果说这两种激素决定了我们的行动也并非言过其实。

多巴胺也被称作"欲望激素"，掌管着性欲、食欲等生存本能。因为不管是想要追求美好的异性、想要与其发生性关系，还是想要吃美味的食物，都会分泌多巴胺。如果多巴胺分泌不足，这些欲求就会减少，人就较难获得"高兴""开心"等情感体验，就会变得无精打采。

话虽如此，但是多巴胺分泌过剩的话，又会难以抑制本能欲望，变得容易采取过激行动。结果导致人会寻求赌博、性、购物、药物、酒精等强烈刺激物，甚至有人会陷入依赖症。

而去甲肾上腺素则是"危机管理激素"。当某种危险向自己迫近时，压力感会向大脑传输刺激，从而做出应该如何应对的判断。

举一个浅显易懂的例子，当我们被一个奇怪的人纠缠，我们在一瞬间需要给出发应，到底是向对方发牢骚抗议还是立刻走掉。这也是去甲肾上腺素的功能所在。也就是说，判断是战还是逃（有时候也称之为"是斗争还是逃走"）
的激素，就是去甲肾上腺素。

此外，手差点碰到滚烫的水壶时意识到"不可以"，迅
速把手缩回来；或者讨厌的上司一靠近自己，就心率加快，
血压上升，诸如此类，都是因为去甲肾上腺素在向我们提
示危险。

因此，去甲肾上腺素匮乏的话，就意味着作为物种存
活下来的能力减弱。

反过来说，分泌过剩的话，就会变成一直焦躁不安的
状态。很容易就情绪激动，或者情绪爆发，或者陷入恐慌
症、过度喘息状的焦虑症，这些都是由于去甲肾上腺素的
功能过于活跃造成的。

那么，为什么多巴胺、去甲肾上腺素等激素会分泌过
剩？答案就是因为血清素分泌不足。

血清素还能起到抑制多巴胺、去甲肾上腺素过激的作
用，让我们遇到高兴的事情也不至于欢呼雀跃，遇到十分
恼火的事情也能够沉着应对。并且，还能让我们不至于被
不愉快的事情束缚住，帮助我们从嫉妒、消沉等负面情绪
中解放出来（见图1-8）。

如前所述，血清素、多巴胺、去甲肾上腺素在我们的
生活中起到了非常重要的作用，然而很多现代人由于生活
方式的原因陷入血清素不足的状况，结果导致多巴胺、去

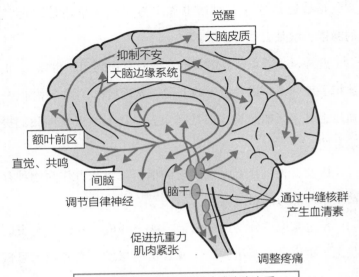

图1-8  血清素的分泌及其对大脑的效果

来源：引用自有田秀穗所著的《为了调节自律神经的太阳沐浴法》(山和溪谷社出版)。

甲肾上腺素分泌过剩的倾向，简单来说，就是一直处于兴奋、不安定的状态。

首先，血清素分泌不足的话，褪黑素也会分泌不足，因而也就没法好好睡觉。

其次，多巴胺、去甲肾上腺素也会分泌过剩，神经就会无法安定，因而也会睡不着。

这两个负面原因导致很多现代人都饱受睡眠问题困扰。血清素不仅能帮助我们改善睡眠，而且，正如它也叫作"幸福激素"那样，它还能帮助我们变得积极向上。

无论你是想要在商务活动中发挥出更好的状态，还是想要在私人生活中每天过得更加充实，血清素都可以帮你实现。

顺便一提，血清素会因为压力而减少。正如我在序言中提到的那样，我在那段消沉的日子里产生了各种不适，血清素分泌不足导致多巴胺和去甲肾上腺素分泌过剩正是一个重要原因。

促进血清素分泌的具体方法，将主要在第 3 章介绍。如果大家现在也对自己的睡眠状况不太满意，那么请你首先要有危机感，认识到"自己的血清素分泌不足"的问题。

专栏 1

**睡眠是让商务人士走向成功的安全保障网**

我总是会给自己一天的工作表现打分。然后，把这个分数和前一天晚上的睡眠状态一对照，就发现两者完全是相互关联的。只要睡眠有问题，必定工作上也会不顺利。睡眠状态和白天的工作表现，是硬币的"表和里"的关系。

评分标准主要看"贡献度"。虽说如此，也不可能每天都能做出获得公司认可，让公司给你加薪升职的那种贡献，因此，还是要切分成更小的目标来评分。

这时，以公司给你的目标任务为基准，彻底分割任务，才是实现"成功人士"的目标的捷径。然后，对照分段目标，看看自己当天完成得如何，给自己打个分。

就这样，每天的小成果日积月累，就能够切实完成公司的要求，最终的薪资、职位也会获得提升。

至于同事、客户等他人的意见、评价，因为总归包含着当事人自己的想法，所以最好不要太当回事。

顺便说一下，评分区间大致如下：

A 91—100 分 十分优秀

B 81—90 分 比较优秀

C 71—80 分 合格

D 61—70 分 勉强合格

E 60 分以下 不合格

虽然这样的情况极少，但当自己取得 A 档即 91 分以上时，作为奖励，可以买双鞋子或者买个包，晚餐的时候可以开瓶香槟庆祝一下。

B 档即 81 分以上、90 分以下也属于做得不错的情况，所以晚餐可以吃一顿贵一点的肉，或者泡澡的时候可以使用奢侈一点的沐浴剂。

我最重视的点是，是否最起码得到了 C 档。每天都以此为目标。

为此，状态差的日子，我会比平时更用心地去采取一些具体对策，即本书第 3 章之后会详细介绍的制造血清素的方法。

E 档即 60 分以下，不在我的讨论范围之内。这种表现，别说贡献度了，别造成危害就算不错了。毋庸置疑，睡眠不足是造成这种糟糕状态的元凶，我会彻底检查反思一开始为什么会到这个地步。

比较麻烦的是 D 档，"超过 60 分却又未能达到优秀"的情况。不知道怎么就半途而废了，从浪费掉的时间来看，可以说表现也是非常差了。

这种时候，我所欠缺的也还是前一天的睡眠量。

在一次特别重要的商谈的前一天，我因为忙于另一事务的处理，只睡了 6 个小时。原本我是那种会睡够 7 个小时的人。那么这时候，我便已经欠下了 1 个小时的睡眠。

其实我本来是想比平时的 7 个小时睡眠时间再多睡 1 个小时，想睡够 8 小时的。为什么要这样做呢？因为那个星期各种任务堆积如山，我的大脑已处于全速运转的状态，我想多睡一会儿，让大脑调回到正常模式。

再说了，关乎重要商谈的日子，我想更从容一些，多睡 1 个小时也是好的。

也就是说，原本想要确保 8 ~ 9 个小时的睡眠时间，结果只睡到了 6 个小时，所以那次商谈我出了好几个差错。

比如说，脑子不做主，把不是那天需要用的资料给带去了（这可比没带需要用的资料还要不好）；跟对方交谈的过程中，针对对方的提问，尽管脑子里面有更好的回答，但是却没能做出正确的选择。说起来就是大脑的检索引擎没能起作用。

除此以外，在你来我往的交谈之中，我明显感到自己提出更好提案的能力也变得迟钝了。所有这些表现，都是因为本书在上文部分已经解说过的"前额叶功能"大幅钝化造成的。

不过，即便如此，因为准备工作是认认真真地做了，最低限度的信息还是顺利传达了，从结果来看，那个提案也顺利通过了，所以对方应该也没有那么不满意（即使多少有些不满，因为对方并不知道我平时的样子，也不会认为"这是睡眠不足导致的表现不好"，恐怕只会觉得"西川女士的能力就是这个水平"，给我贴上一个"能力平平"的标签）。

但于我自己而言，我知道自己没有达到合格水平，心中只有懊悔——"我本想表现得更好"。

相信大家也有过类似的经历。如果是需要跟别人打交道的工作，有时候事情没法完全按照自己的剧本发展。这时候就需要大脑不断地去辨别"关于这个话题，对方到底想要什么信息"，从而积极应对。

这种时候，除了需要扎实的准备工作，还需要前一天有充足的睡眠，这样大脑才能快速运转，应对各式各样的变化。

睡眠可以说是起到了"安全保障网"的作用，保障我们的工作走向成功。

# 第 2 章

不要被流行说法蒙骗!
"睡眠新常识"

## 通过"慕尼黑时间类型"了解最佳睡眠时间

维持身心最低限度的健康，必须要保证一天有 6 个小时的睡眠。要想保证高水平发挥，则至少需要睡够 7 个小时（见图 2 - 1）。

这对于任何人来说都是基本条件。

至于如何确保 7 个小时以上的睡眠时间，而且保证睡眠质量，本书将从第 3 章开始介绍一些具体方法供大家尝试。

但是，在此之前，我们知道每个人的睡眠类型和处境各不相同，所以我们首先从把握"自己的现状"开始吧。

为此，我建议大家分析一下自己最近两周（工作日和休息日都包括在内）的睡眠状态。让我们试着在笔记本、日程记事本上记下睡眠时间段、小时数、当天的心情、身体状况等信息。这样一来，应该就会意识到一些情况，比如"没想到自己早起并没有那么困难""睡眠时间完全没达到 7 个小时啊"。在此，希望大家务必参考一下"慕尼黑

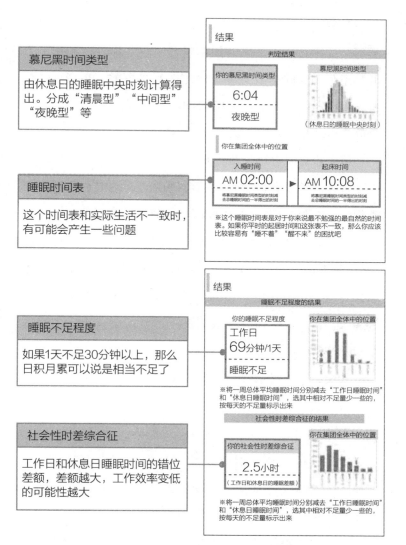

**图 2-1 通过自我检测了解生物钟特性**

来源：日本国立精神・神经医疗研究中心"慕尼黑时间类型问卷调查表（日语版）"的结果。

时间类型"，自我检测一下自己的睡眠类型。"慕尼黑时间类型"关乎每个人睡眠时间的最佳时机。你可以利用网上的"慕尼黑时间类型问卷"（MCTQ）的网站，免费获取分析，分析出最适合你的入睡时间、起床时间以及你睡眠不足的程度、社会性时差综合征的小时数。

请大家打开电脑检测看看吧。

首先，数据会显示参加问卷测试的人的"慕尼黑时间类型"。这是根据休息日的睡眠中央时刻来判断的。

为什么是根据休息日的时间呢？因为休息日我们的"慕尼黑时间类型"比较容易显现。如果是工作日的话，很多人（特别是公司白领）即便是不愿意，也得早上六七点钟起床，可以说工作日的数据是不适合了解一个人本来的"慕尼黑时间类型"的。

其次，还会显示"睡眠时间表"。这里面显示的是能让你的身体状态最好、最能够发挥实力的理想"入睡时间"和"起床时间"。

如果显示"慕尼黑时间类型"为"清晨型"，那么，所显示的"睡眠时间表"应该也是对于公司白领来说最为理想的一种。这种类型的人是即便在休息日也不会睡懒觉的人，他的"睡眠时间表"在工作日也可以直接沿用，无须调整。

但是，如果你的"慕尼黑时间类型"是"夜晚型"，就意味着你为了配合上班时间每天都要勉强自己早起，因此，就比较容易引发"睡不着""醒不来"等问题。

接下来，还会显示"睡眠不足程度""社会性时差综合征"。这时候也一样，越是那些工作日勉强早起的"夜晚型"，其数据越糟糕。

近年来，美国、英国一些学校开始将上课时间推迟1个小时。数据显示，这样一来，这些学校学生的学习能力显著提升。这就说明，一直以来学校的上课时间太早了，并不符合大部分学生的"慕尼黑时间类型"。一个人是"清晨型"还是"夜晚型"，几乎50%是遗传基因决定的。因为这一点非常重要，我再说一遍，是"清晨型"还是"夜晚型"，取决于遗传。

假如让"夜晚型"的人早起，会发生什么呢？他们会比"清晨型"的人体温上升更慢，很难让他们从一大早开始就使大脑和身体全速运转。

所谓"清晨型""夜晚型"这样的"慕尼黑时间类型"，反映了我们每个人的生物钟特征。也就是我们每个人的个性。因此，请大家不要再有先入为主的偏见，觉得"早起的人就是勤奋的人""晚起的人就是懒人"。其实无论"早起"或"晚起"，如果每个人能根据自己的"慕尼黑时间类型"决定自己开始工作、学习的时间，那么我们每个人就能将自己的才能发挥到最大限度。

另外，"睡眠不足程度"指的就是"睡眠负债"。请大家认识到，如果欠下"1天30分钟"的睡眠负债，甚至更高的睡眠负债，那么这么长时间以来，已经欠下了相当一笔债。请大家严肃认真地看待这个问题，并好好偿还睡眠负债。

## "短睡眠者"只有0.5%

人生只有一次，1天只有24个小时，这对于任何人来说都是一样的。

"如果是这样的话，睡眠只需要睡很短时间就可以的人太幸运了。据说这世界上是有短时间睡眠者的，真希望自己就是那样的人。"

大家有这样的心情完全能够理解。但是，现实中几乎不存在什么短睡眠者。短睡眠者指的是这样一种人，即便每天的睡眠时间不满5个小时，也几乎一整天都没有困意，而且身心也不会有任何问题。

美国睡眠医学会公布的数据表明，人群中的短睡眠者女性约4.3%，男性约3.6%。这个数据可能还包含了那些失眠障碍或其他睡眠障碍等"因生病而长年无法入睡"的人。据此，日本睡眠研究的开拓者、睡眠评价研究机构代表白川修一郎医生 2004 年在网上对全国 16~75 岁的男女约 25000 人进行了调查。调查后他发现，除去"因生病而睡不着"的特殊情况，1 天平均睡眠时间不足 5 个小时也完全没问题的"纯粹短睡眠者"恐怕只有 0.5% 以下。

也就是说，即便往多了算，短睡眠者大概也就是 200 人当中还不知道有没有 1 个。

作为短睡眠者而知名的人物，有拿破仑和爱迪生。他们的短睡眠的情况在很多地方都有记载，可能大家也有所耳闻。

过去这么久，还是会提到他们的名字，由此可见，短睡眠者实属罕见，真是令人羡慕的存在。

然而，跟很多商务人士一交谈就会发现，怎么短睡眠者的比例那么高！当你问别人"睡眠时间大概多长"，相信你的周围应该有人会回答"大概 5 个小时吧"。而且这样回答的人的比例恐怕远远超过白川医生通过调查所得出的短睡眠者 0.5% 的比例。

顺便一提，最近，美国睡眠医学会对短睡眠者定义的睡眠时间已经由"不满 5 个小时"上升到"不满 6 个小时"。可见"睡眠时间较少"有多么危险（危害身心健康）。

那么，在商务人士当中，短睡眠者的比例如此之高，到底意味着什么呢？

第一，这说明很多人都觉得回答"我睡得很多"是一件丢脸的事情。在我的印象中，很多人的心里都留下了世俗观念的烙印，认为"（哪怕是牺牲睡眠）成天各式各样的活动忙不停＝了不起"，因此就会觉得自己睡觉睡得时间长的话比较羞愧，进而在汇报自己的睡眠时间时就会比实际睡眠时间报得短一点。

第二，因为"这也想干""那也想干"，最后真的睡眠不足的人也不少。这些人明明不是短睡眠者，却好像有着成为短睡眠者的愿望，过着短睡眠的日子。可以想见，相当一部分人明明是在硬撑着，却对自己的这种勉强状况毫无知觉。

话说回来，如果10个同事当中有1个短睡眠者，那么积极上进的人就会感到焦虑，会在心里想"那我也得成为短睡眠者，赶上那个家伙"。

确实，有段时间市面上推荐"4个半小时睡眠"的书籍一度非常火热。

其实，我自己就是一个曾经挑战过短时睡眠的人。但是，我实在太困了，根本爬不起来。就算有时候爬起来了，脑袋也是昏昏沉沉的，根本没法用起来。即便我按照书上写的方法照做，也没法做到。当时我还十分消沉，默默责备自己"我真没用，能力不行，是个懒虫"。但是，随着我深入学习有关睡眠的知识，我逐渐意识到那样责备自己是多么愚蠢，我完全错怪自己了。

前面我们已经介绍过，一个人是"清晨型"还是"夜晚型"，50%是取决于遗传基因。与此相同，一个人最合适的睡觉时间是多久也主要看遗传因素。因此，如果你的父母、祖父母、叔叔、舅舅、姑姑、姨妈等一众有血缘关系的亲属当中都没有短睡眠者，那么基本上你也可以断定自己不是一个短睡眠者。并且，既然不是短睡眠者，那么老老实实睡足 7~9 个小时，才能实现高效工作，这是毋庸置疑的。

进一步而言，正如本书第 1 章所述，睡眠充足才能皮肤有光泽、远离肥胖、收获健康（明明不是短睡眠者却过着短睡眠生活的读者，请务必重视自己的问题，重读本书的有关内容）。

话说至此，请各位聪明的商务人士，务必赶紧将自己那"成为短睡眠者的憧憬"封印起来，转变方向，好好保证必要的睡眠时间。

### 全世界的成功人士都了解睡眠的重要性

最近，甚至有越来越多的人公开宣称自己是长睡眠者，需要睡 9 个小时以上。

例如，原日本职棒大联盟的铃木一朗选手、职业相扑选手白鹏、职业高尔夫选手泰格·伍兹、原 F1 车手舒马赫等职业运动员，都是取得过赫赫战绩的选手，他们一定是深知长时间睡眠对于消除疲劳、恢复体力大有裨益。

即便不是他们这样的运动员，对于那些从事创造性工作的人来说，好好睡觉也同样重要。在享有睡眠发达国之称的美国，很多成功人士都是将睡眠置于一天当中最为优先的事项来看待。确实，那些著名的精英经营者都会确保自身的睡眠时间。他们当中有的人还会像聘请健身教练来锻炼身体一样，为了提高睡眠质量而聘请专业睡眠教练。

亚马逊联合创始人杰夫·贝佐斯的睡眠目标是一天 8 个小时，他表示"削减睡眠时间，看似获得了'有生产性的'2~3 个小时，其实这种'生产性'可能只是一种错觉"。

微软创始人比尔·盖茨、苹果 CEO 蒂姆·库克、推特联合创始人杰克·多西每天睡眠 7 个小时，《赫芬顿邮报》联合创始人阿里安娜·赫芬顿每天要睡足 7~8 个小时。

日本经济评论家胜间和代、活力门网站前总经理堀江贵文等人的目标睡眠时间都是 8 个小时。

胜间和代认为，睡眠"是最便宜的预防生病的良药，即便是每天睡 7 个小时，对于大脑的恢复来说都不算长"，堀江贵文则表示"削减睡眠时间只会导致记忆力下降，发呆时间变长。而且，每天不睡到 6 个小时以上大脑根本转不动"。

这些成功人士正因为切身感受到睡眠的重要性，所以才会与世俗风气逆向而行，他们应该完全不会觉得"保证充足的睡眠时间是件羞耻的事情"。我为他们的姿态点赞。

### 工作旺盛期的现今，更要保证"7~9 个小时的睡眠"

如图 1-1 中已经提及的，对于 26~64 岁正值工作旺盛期的人群来说，最理想的是每天要保证 7~9 个小时的睡眠时间。

除非是过度使用身体，或者是正在进行睡眠负债偿还，否则最长睡眠时间也不宜超过 9 个小时。一般的商务人士如果想要获得最佳工作状态，最好是在 7~9 个小时之间找到最适合自己的睡眠时间，确保达到那个睡眠时间。

当然，7 个小时和 9 个小时之间有 2 个小时的选择空间，对于你来说，最佳睡眠时间是 7~9 个小时中的哪一个？如果想弄清楚这个问题，就只能你自己试试看了。

本书将给大家介绍睡眠负债的偿还方法，如果大家按照这个方法实践，会有那么一刻你会切实感到"我的状态变好了"。那一刻的睡眠时间，应该就是最适合你的睡眠时间。

然后，在特别疲惫的日子，比那个睡眠时间稍微多睡一会，冬天也稍微多睡一会（由于日照时间的关系，人体必要的睡眠时间在夏天会变短一些，在冬天会变长一些），如此根据实际状况和外在环境适当调整，你就可以长期以良好的状态生活。

## "刚入睡的 3 小时" 是黄金时间

正如第 1 章已经提及的，我们的身体在睡眠中会分泌生长激素。

生长激素会作用于身体的各个器官，促进皮肤、肌肉、脏器、骨骼等的修复和再生。有助于消除疲劳，维持气力、体力、注意力，跟人体免疫力的提升密切相关。可以说，生长激素对于身心健康是非常重要的。但是，睡眠过程中生长激素并非始终以固定浓度分泌。

最重要的是"刚入睡的 3 个小时"（见图 2 - 2）。

在这一阶段如果能够不中途醒来，尽可能进入深度睡眠，就能够让生长激素的分泌达到最大值。在晚上睡觉、白天起来活动的生活模式下，无论几点睡觉，生长激素都是在刚刚入睡的前 3 个小时分泌最多，因此，人们经常说的"22 点至深夜 2 点是黄金时间段"的说法，其实是毫无依据的都市传说而已。

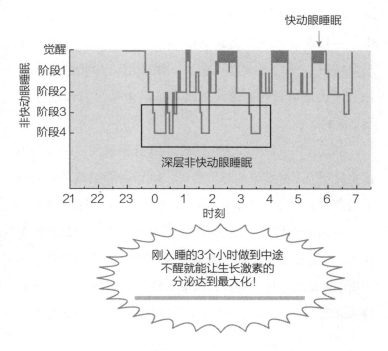

图2-2 年轻健康男子（22 岁）的例子

我们的睡眠分为快动眼睡眠和非快动眼睡眠。

快动眼睡眠的快动眼即 REM，是由 Rapid Eye Movement（极速眼球运动）的首字母组成的。据说人在快动眼睡眠期间，即便是睡眠状态，眼球也会动，大脑会进行记忆整理之类的活动。

而非快动眼睡眠则相反，具有消除不必要的记忆，减轻或消解压力的作用。是的，其实比较起来，非快动眼睡眠才是消解压力的良药。

拥有健康睡眠的人，首先是进入浅层非快动眼睡眠，再逐渐进入深层非快动眼睡眠。期间夹杂少量的快动眼睡眠，然后再次进入非快动眼睡眠。如此循环往复四五次，最后自然而然地醒来，是最为理想的睡眠（见图 2 - 2）。

不过，一直以来广为传播的"90 分钟周期"之类的说法也属于经不起推敲的都市传说。90 分钟恐怕只是人的睡眠周期的平均值，实际上也有说"90 ~ 120 分钟周期"和"80 ~ 100 分钟周期"的。不光有个体差别，即便是同一个晚上，也会因季节不同、身体状况不同、年龄不同等原因而周期长短不一样。所以，如果说整个晚上都是"90 分钟睡眠周期"，而且每天晚上都是持续这样的周期，那几乎是不可能的。不可能那么精准。

不管怎么样，我们可以明确的是，刚入睡的 3 个小时，人们会进入非快动眼睡眠，而且还会出现深度睡眠，我们一天分泌的生长激素的七八成都在这时候产生。

因此，刚入睡的 3 个小时要进入"不会中途觉醒的熟睡状态"，这点非常重要。

### 严禁打盹、睡前饮酒、睡前饱腹

为此，我们特别需要警惕的是"打盹"。

"一边看电视一边在沙发上睡着了，1 个小时左右以后，慌慌张张地往被窝里钻。"这样的经历，想必你也有过吧。这样一来，刚入睡的 3 个小时就被打断了。即便你是一下子醒来，然后赶紧转移到床上去，并且很快又进入睡眠，但是只要中途醒过来一次，之后生长激素就不怎么分泌了。

另外，有时候人们会在睡前狂喝啤酒，导致入睡后 2 个小时左右便想上厕所。这种情况下，生长激素的分泌也会减少。

总而言之，我们一定要重视刚入睡的 3 个小时，让我们养成这样的习惯，在这段时间里进入熟睡，不要中途醒来。

还有，研究表明，生长激素在空腹的情况下更容易分泌。在"肚子饱饱的"状态下入眠的话，不仅因为要消化食物而睡眠变浅，而且会妨碍身体在宝贵的 3 个小时内分泌生长激素。为此，我们至少要在就寝前 2 ~ 3 个小时之前结束晚餐比较理想。

## "睡眠"才是消除压力的最强方法

这本书阅读到这里，不知道你是不是有点想要放弃了，确保 7 ~ 9 个小时的睡眠，这也太难了吧！

但是，我们平时到底是怎么陷入睡眠不足的呢？如果是每天早晨6点钟起床的人，为什么就执行不了晚上10点上床这样的理想行动呢？

如果说是工作太多，回不了家，那么这有可能是因为工作效率太低了。"工作效率低→所以工作完不成→所以回不了家→所以睡眠时间减少→所以工作效率低下"，如此完全沉湎于这样的恶性循环了。

如果是这样的情况，那么我们就更有必要努力切断这样的恶性循环了。

又或者，有时候并不是因为工作到那么晚，而是因为"其他事情"而忙碌。这个"其他事情"最具代表性的就是为了解压而喝酒。和同事一起去喝酒的话，动辄2~3个小时一转眼就过去了，即便是自己在家里喝点小酒，也会一边想着"得早点睡了，不过，再来最后一杯吧"，一边时间就这么浑浑噩噩地流逝了。

这种状况，我非常理解。因为我自己差不多有2年时间几乎日日饮酒，那时候几乎陷入一种酒精依赖症的状态。

我那时候就是陷入了一种负面连锁反应："要消解压力所以每天去喝酒→所以喝习惯了，变得越来越能喝了→喝酒量就增大了→越喝越多就喝得越来越晚，于是跟喝醉发酒疯的人接触得越来越多→导致并不能消解压力→即便如此还是忍不住去喝酒"。

愈发陷入过度饮酒的状态，每天睡眠时间只有 3 ~ 4 个小时。我的体质原本是不睡够 7 个小时就不行的，可以说是极度睡眠不足了。

理所当然，相应地我的大脑前额叶的运转效率也急剧下降。确实，我那时候成天浑浑噩噩，判断力低下，我感觉自己每天都被莫名的焦躁感、不安感缠身。

在这种状态下，也不可能干得好工作。因为饮酒而睡眠不足，导致工作没法顺利展开，进而导致压力倍增，实在是不堪回首。

原本我这个人就容易依赖一些嗜好品，大学时期也曾为了解压狂吃零食。在一天结束之际，几乎是雷打不动的惯例，我会为了买零食拐进附近的便利店。不过，那时候我姑且还是留有最后一丝理性，跟自己下定决心说"不可以超越底线，一次最多买 1000 日元"。

即便如此，这是多么会给自己找借口的理性啊！便利店的零食本身就便宜，1000 日元的话也能买不少了。

薯条是必需的。此外，还有考拉熊巧克力夹心饼干、不二家的夹心软曲奇等，这些熟悉的零食一买到手，如果是心神不定的日子，有时候甚至等不到回到家，在路上我就一边走一边吃起来了。

而且，必定是要全部吃完才算数，压根就没有留一点的想法。如今回想起来真是莫名后怕。我想本书的读者中或许也有人受过这样的依赖症状折磨吧。

### 喝酒、赌博、购物并不能消除压力

在如今这样一个信息爆炸，不管做什么事情都重视速度，追问责任的现代社会，如果想要生存下去，想要跟压力绝缘，那是不可能的。更何况，比起开心的事情，人类本来就更容易记住不开心的事情。

也就是说，可以明确的一点是，如果不以某种形式进行重置的话，大脑会因为压力而疲惫不堪，变得不能正常运作。

而这个重置，很多人跟我以前所做的一样，试图依赖于酒精、甜食、赌博、购物等。

但是，这些行为仅是一时让你屏蔽不开心的记忆，却不能让这些记忆消减。如前所述，睡眠有这种力量，可以让那些不必要的记忆消减、消退。

消解压力最强的方法是睡眠，所以，如果哪天有不开心的事情，请务必比平时多睡会觉。过去我也曾试图依赖酒精、零食来消解压力，经过无数的尝试、试错，最终我得出了结论："睡眠才是最好的压力管理的方式"。所以，我就从平时做起，认认真真睡好觉。

## "为了好入睡而喝酒"反而导致睡眠质量下降

为了顺利入睡，于是借助酒精的力量，这样的人恐怕不在少数。

确实，酩酊大醉之后，暂时是能呼呼大睡。在我陷入酒精依赖症的那段日子，有时候酩酊大醉回到家中，甚至连澡也不洗就往床上一倒，昏昏入睡了。然而，并不是说这样就能熟睡到天明。睡着以后必定 2 个小时不到就又醒来，然后就会备受浅层睡眠或中途觉醒的困扰。

国际酒精学会的报告表明，喝酒虽然能够让人在很短时间内就入眠，但是由于身体需要进行酒精分解作业，睡眠会变浅。并且，酒精分解需要消耗体内的水分，导致口干舌燥，睡得十分不舒服。

另外，夜晚睡眠过程中，人体本来会分泌一种抗利尿激素，用来阻止产生尿意的活动。但是，酒精却会抑制这种身体功能的正常运转，导致起夜上厕所的次数增多。

喝酒入睡还会变得容易打呼噜。这是因为酒精会麻痹舌部肌肉，导致舌头阻塞气道，空气通过的时候阻力就会变大。

打呼噜的人看上去似乎睡得很熟，其实不然。因为气道变窄，无法获取充分的氧气，人的睡眠就会变浅。不信的话，你可以试试看，试着去叫一叫正在打呼噜的人，他们会"腾"地一下子就醒了，几乎让你吓一跳。

这就说明，打呼噜的人并没有熟睡。

如此，因为各种各样的原因，酒精会导致睡眠质量下降。所以，让我们不要抱着帮助入睡的期待特地去喝酒，让我们努力做到仅仅在吃饭的时候适度喝点小酒，睡觉时间则千万不要再喝酒了。

## "夜间尿频"是生物钟紊乱的证据

本来随着年龄的增长，人在睡眠中途起夜上厕所的次数就会增加。在我参加的睡眠讲座上，也有很多人反映"因为起夜上厕所睡眠被打断，颇为头疼"。

日本泌尿器科学会公布的数据表明，40 岁以上的男女有 4500 万人会因为排尿夜间起床一次以上。

另外，请大家看一下表 2－1。40～49 岁的人群有 4 成左右、50～59 岁的人群有半数以上、60～69 岁的人群大约有 8 成，一晚上为排尿至少起夜 1 次。这样子睡眠必定受到影响。

表 2 - 1　各年龄层夜间排尿频率

单位：%

| 男 | 40~49 岁 | 50~59 岁 | 60~69 岁 | 70~79 岁 | 80 岁以上 |
|---|---|---|---|---|---|
| 1 回以上 | 44.0 | 61.8 | 83.8 | 91.2 | 96.6 |
| 2 回以上 | 10.3 | 20.6 | 39.7 | 62.0 | 83.9 |
| 3 回以上 | 4.0 | 7.0 | 17.3 | 31.5 | 55.9 |
| 女 | 40~49 岁 | 50~59 岁 | 60~69 岁 | 70~79 岁 | 80 岁以上 |
| 1 回以上 | 38.4 | 59.5 | 76.6 | 88.7 | 92.9 |
| 2 回以上 | 8.5 | 15.4 | 28.6 | 48.3 | 71.2 |
| 3 回以上 | 2.7 | 4.2 | 9.6 | 19.0 | 40.2 |

来源：根据青木芳隆、横山修：日本老年医学会杂志 50（4），434-439，2013-07 改写制作。

那么，为什么年龄越增长，睡眠中途就越频繁起夜呢？如果没有其他疾病，通常健康的人群发生这样的情况，原因大体有以下两个。

首先是因为年龄增长，膀胱容量会变小。年轻的时候膀胱有伸缩性，膀胱伸展就能储存更多的尿液，然而随着年龄增长，膀胱逐渐变硬，能够储存的尿量就会减少。

其次是因为夜间有尿产出。这一点对于本书的读者息息相关。因为这是由于生物钟紊乱导致的状况。

生物钟如果运转正常的话，到了夜间，大脑就会发出指令"不要再产尿了"，于是大量分泌"抗利尿激素"。正因如此，我们才能够在睡眠过程中不用去上厕所。

然而，一旦生物钟紊乱，抗利尿激素的分泌就会受到抑制，我们的身体就会一直跟白天一样产尿，结果就造成夜间频繁跑厕所的窘境。从这一层面来看，调整生物钟也是十分重要的。

并且，睡眠呼吸暂停综合征（SAS）等睡眠障碍也和夜间尿频有着千丝万缕的关联。如果施行本书介绍的睡眠改善法之后，你的睡眠状况仍然无法改善，建议你参考表 2 - 2 的介绍，去接受专业睡眠医师的诊断治疗。

## 一边工作一边偿还睡眠负债的"三个解决方法"

通过本书介绍的方法，主要可以解决两件事情。

第一，偿还长久以来欠下来的睡眠负债；第二，调整生物钟，增加血清素分泌，提升睡眠质量。

在这一部分，我们首先考虑一下偿还睡眠负债的方法吧。

你到底有多少睡眠负债？关于这个问题，已经做了"慕尼黑时间类型"问卷调查的人，可能已经心里有数。

检测 1 列出的是有睡眠负债积累情况下的特有症状，检测 2 列出的是睡眠不足容易引发的主要症状。

表 2 -2　睡眠负债检测事项

**检测1**

☐ 休息日睡眠时间比工作日长2个小时以上
（例：工作日睡眠时间5个小时，周六、周日7个半小时等情况）

**检测2**

☐ 早晨起床痛苦、缺乏睡好之后的清爽感

☐ 经常上午就感到困顿

☐ 一不小心就在电车、沙发上打起了盹

☐ 有无论何时何地都能睡着的特技

☐ 明明已经睡了觉，还是感到疲倦

如果符合检测1则可以认定为睡眠负债
容易产生"困顿""浑身无力""焦躁不安心神不定"
等症状
即使不符合检测1，只要检测2中有1个事项是符合的，
那么这个人很可能睡眠质量差或者睡眠时间不足。估
计对日常生活也产生了影响

如果已经尝试了睡久一点，或者已经尝试了舒适睡眠法，
仍然看不到上述检测事项中列出的各项症状有所改善，则
有可能是得了睡眠呼吸暂停综合征等睡眠障碍或者可能是
有身体疾患、精神疾患。如果影响到了日常生活，建议前
往专门的医疗机构接受治疗。

那么，大家检测的结果如何呢？

如果是正值工作上升期的商务人士，应该多少积累了
一定的睡眠负债。让我们尽快还清这些睡眠负债，以最好

的身体状态，达到发挥最高工作效率的状态吧。

首先，我们以 1 周的时间单位来考虑和检测睡眠负债。当然没有人能够在短短数周内完全还清睡眠负债。我以前的状态也是相当差，我花费了 1 年以上的时间才完全恢复到正常的状态。

但是，虽然我以前的状态那么差，现在却状态超好。所以大家不必慌张。

只要试试我接下来介绍的三种方法，你应该就能切实感受到极佳的身心状态。我以一名睡眠专家，也以一名实际的体验者向大家保证，所以请务必从你能做到的任何一个小点开始，好好做下去吧。

1. 工作日比往常早睡 30 分钟

这个方法能让你以最自然的方式努力接近最适合自己的睡眠时间。

如果你平时是 24 点上床的话，那么请你在 23 点 30 分上床。即便你有想看的电视，也请断然执行这件事（有强大意志力的人很酷哦）。

如此实践一个星期之后，对于那些睡眠负债很重的人来说，可能毫无感觉，但是那些睡眠负债没那么重的人应该已经感受到身体状态有所好转了。总而言之，一边要表扬自己这一个星期做到了提前 30 分钟睡觉，一边还要尽可能坚持第二个星期再进一步提前 30 分钟睡觉。

如此每次提前 30 分钟，逐步提前上床睡觉的时间，你就逐渐能够确保在工作日每天也能睡到 7 ~ 9 个小时了。然后，接下来就是要保持这个睡眠时间。

你的最佳睡眠时间到底是 7 ~ 9 个小时中的哪个时间，这只能靠你自己去尝试，去把握身心最舒畅的那个点。如果实在感到困难的话，就姑且以 8 个小时为目标吧。

顺便说一句，为什么要大家每次提早 30 分钟呢？因为提早 30 分钟对于任何人来说都是毫无压力最容易入睡的。如果突然大幅改变平时休息的节奏，反而会变得难以入睡，产生反效果（平时上床睡觉时间的前 2 ~ 4 个小时被称作"睡眠禁止带"。这是一天当中就脑电波而言最不容易入睡的时间段）。

不过，对于睡眠负债非常严重的人则另当别论。如果你可以提前好几个小时都能睡得着的话，那么请大胆地早睡吧。我也曾经用这个方法来加速返还睡眠负债。

2. 休息日睡懒觉请控制在工作日起床时间 +2 小时之内

在工作日早上 6 点起床的人，休息日最晚 8 点就要起床了。不管你有多困，也请起来吧。这关系到你能否成为"熟睡体质"和能否拥有"高效的人生"。

顺便说一句，即便你没有睡眠负债，休息日也最好不要睡比平时多 2 个小时以上的懒觉。否则会引发第 1 章已经介绍过的"社会性时差综合征",还会导致生物钟紊乱。生物钟一乱,就会变得睡不好,导致累积睡眠负债。

此外,"起床"和"睁眼"可是两码事。醒过来了却一直在床上翻来覆去磨磨蹭蹭,那可不叫起床(详细将在第 3 章给大家讲解)。

并且,休息日的前一天也好,休息日当天也好,也请尽可能在同一时间点,或者比平时更早地上床准备睡觉。

切记,休息日不要特殊对待。忘记工作轻松过周末当然重要,但是,唯独睡眠,最好不要制造"例外",这样身体才能变得轻松,第二天、第二个星期才能够更轻松、更高效地度过。

3. 有效利用午睡

关于午睡,我将在第 4 章详细论述,有效利用午睡可以加快睡眠负债返还的速度。

工作日的话,人们可以在 12 点 ~15 点之间睡 15 ~20 分钟。55 岁以上的人群可以睡到 30 分钟。休息日的话,在 12 点 ~15 点之间最多睡一个半小时。让我们遵照这个规则,积极地午睡吧。

当然,工作日也没有必要一定要逼着自己睡午觉。但是,如果感到"有一点点累",这时候睡一小会,大脑会恢复精神，头脑会更清楚，下午的工作效率也一定会更高。

周末的午睡对于偿还睡眠负债意义重大，不过也请务必"不要超过一个半小时"。午睡和夜间睡眠不一样，非常惬意，所以很容易睡很长时间。但是，这样一来，好不容易调整过来的生物钟就又要被打乱了。

请一定要设好闹钟，在预定的时间起床。

以上三个方法，如果全部同步开始有困难的话，那么就从你能做到的地方开始吧。此外，恐怕你偶尔也会有无论如何都办不到的日子。有时候可能本想着"今天也要比上周早睡 30 分钟"，却因为突发事件导致睡觉比预设时间还晚了 2 个小时。但是这种时候如果就此绝望，自暴自弃，那好不容易努力了半天岂不是白费力气。这种时候应该将比上一周早睡 30 分钟的日子再增加一两天，抵消掉之前欠下的睡眠负债。总而言之，让我们不慌不忙地坚持下去吧。

我们的目的并非遵守规则，而是要偿还睡眠负债。因此，没有遵守规则的日子也不应该就此放弃，而应该安慰安慰、鼓励鼓励自己，无论如何要继续下去。说起来，这就跟"活下去"是一个道理。

即便有时会受到干扰，即便有时会没心情，也能毫不动摇地实现目标，这应该是一个人成熟、有能力的证明。

睡眠负债是你自己给自己带来的债务。绝不可赖账逃跑。让我们尽快还掉这个债务，恢复一身轻松吧。

## 用"逆算法"确保睡眠时间

为了顺利偿还睡眠负债，还有一件事十分重要，那就是好好把握自己拥有的时间。

如果你已经欠下了巨大的睡眠负债，那么可以说原本你的生活方式就有问题。如果不能重新认识这个问题，那么你还会再次陷入睡眠负债的地狱。

因此，请你使用图 2 – 3 的 24 小时饼状图，检测一下你的一天是如何度过的吧。

最重要的是，首先从起床时间开始倒着计算，决定一下你上床睡觉的时间。

我们必须要有一个意识，首先要确保最适合自己的充足睡眠时间，然后使用余下的时间来生活，包括工作。

那么，接下来我给大家介绍一下实际填写饼状图时需要注意的关键点。

首先，写下在职场的时间和上下班必需的时间。在职场的时间就是既定的上班时间。如果从一开始就考虑是不是要加班，那么你永远没法过高效的日子。

其次，写下起床时间点。进而，在考虑睡眠总时间的基础之上，写下上床睡觉的时间点。

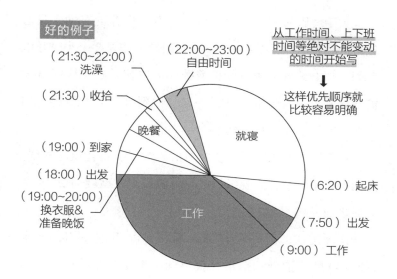

好的例子

（21:30~22:00）
洗澡
（22:00~23:00）
自由时间
（21:30）收拾

晚餐

就寝

（19:00）到家
（18:00）出发
（19:00~20:00）
换衣服&
准备晚饭

工作

从工作时间、上下班
时间等绝对不能变动
的时间开始写

↓

这样优先顺序就
比较容易明确

（6:20）起床
（7:50）出发
（9:00）工作

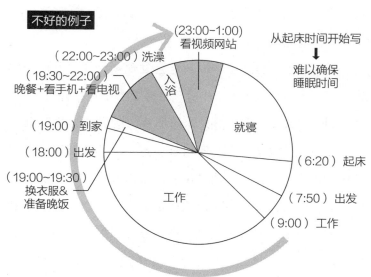

不好的例子

（22:00~23:00）洗澡
（19:30~22:00）
晚餐+看手机+看电视
（19:00）到家
（18:00）出发
（19:00~19:30）
换衣服&
准备晚饭

(23:00-1:00)
看视频网站

入浴

就寝

工作

从起床时间开始写

↓

难以确保
睡眠时间

（6:20）起床
（7:50）出发
（9:00）工作

图 2-3　用饼状图考虑一天的过法

关于睡眠时间，如前文所述，专家推荐的有助于身心健康的睡眠时间是 7～9 个小时。假设你需要 8 个小时睡眠时间，那么请从起床时间倒着数一数应该几点上床睡觉才能确保 8 个小时睡眠。这样一来，你到家之后到就寝之前有多少时间，就一目了然了。

还要写下吃饭时间和洗澡时间。为了获得优质的睡眠，这两点也不容忽视。晚饭最好尽可能设定在就寝前 2～3 个小时之前完成。

洗澡的话，请一定要每天都在澡盆里泡一泡，温水（38～40 度）泡澡的话请在就寝前 1 个小时之前完成，如果是喜欢泡 41 度以上的热水澡的人，那就要在就寝前 2～3 个小时之前完成。

填完以上内容之后，你一定会发现剩余的时间已经非常少了。大概只剩下 1 个小时、最多 2 个小时左右吧。

如此一来，非常遗憾，你的那些"想做的事情"通通没法实现了。但是，只有明白这一点，你才能明确做事情的优先顺序。或者是取消像没完没了地看手机这类优先顺序较后的活动；或者实在没法取消的话，那就限定在通勤的时候，或是周末再做这些事情，总之我们需要考虑统筹安排。

令人意外的是，那些日常陷入睡眠不足的人，往往都是为了一些重要性很低的事情牺牲了睡眠时间。

图 2-3 上半部分的内容其实是我自己的饼状图，仅供大家参考。

正如我刚刚所说的，首先要填入的就是"工作时间和上下班时间"。昭和西川的上班时间是上午 9 点，如果我上下班时间需要花费 50 分钟（这当中预留 10 分钟用来在日光下走走），还想提前 20 分钟到达以便做一些准备，就需要 7 点 50 分从家出门。然后，下班时间是 18 点。回家路上买买晚饭的食材，到家便是 19 点左右。

接下来，考虑"几点起床"。

起床之后我想用大约一个半小时的时间来享用幸福的早餐，着装打扮，如果出门时间是 7 点 50 分的话，扣除起床后的时间，也就是说我要做到 6 点 20 分起床。

然后，便是考虑"就寝时刻"了。

6 点 20 分起床，我需要确保 7 个小时的睡眠时间，所以我想在 23 点 20 分睡着。考虑到从上床到入睡还需要 20 分钟左右，那么我最晚必须在 23 点开始就寝的准备。

写到这里，从回家到睡觉，只剩下短短 4 个小时了。回家以后立刻做晚饭、吃完晚饭收拾收拾，便已经是 21 点 30 分。然后泡个澡，时间就到了 22 点。

也就是说，只有从 22 点结束泡澡到 23 点就寝之间的 1 个小时，才是我真正的自由时间。

你的情况大概跟我也差不多吧。

实在没办法必须加班，抑或是需要哄孩子睡觉的情况下，可以先占用自己一个人自由支配的时间。

但是，绝对不可以"因此就通过削减睡眠时间来做自己喜欢做的事情"。

一旦睡眠不足，那么牺牲睡眠时间换来的醒着的时间，其质量也一定会下降的。到头来只会陷入恶性循环，工作效率低下，工作做不完，没法早回家，进而属于自己的时间变得更少。

而且，长期如此，罹患糖尿病、高血压、血管性疾病、阿尔茨海默病等严重疾病的风险也会上升，寿命变短的风险也会增大。究竟有什么事情，是需要你背负如此高的风险也想去做的呢？请你认真考虑这个问题，使用本书附录中的饼状图，填一填你一天的时间表吧。

另外，关于这张饼状图的使用方法，我建议大家能够根据生活方式的变化不断重写。

专栏2

### 考虑睡眠就是考虑人生

我们能够自由支配的时间，出乎意外地少。但是因此而削减睡眠时间的做法却并不明智。那么，我们就需要好好思考一下"如何充实这短暂的自由时间"。

并且，我们的思考一定要让我们的每一天过得高效丰硕。

认真考虑睡眠这件事，等同于"考虑人生这件事"。

请你写下迄今为止你都为了哪些事情削减过睡眠时间。写下来，你就会发现，你的时间都浪费在了多么无聊的事情（虽然这样说可能有点失礼）上。

游戏、上网、在社交网站上发照片、给别人点赞、又或者等待着别人的点赞……这些也许确实可以起到放松休闲的作用，但是，真的有那么重要吗？

当然，干这些事情也未尝不可。但是，请大家想想看，这些事情有那么重要，值得占据工作日仅有的宝贵的1个小时时间吗？

你真正想做的事情是什么？

练肌肉、学英语或备考资格证、兴趣班……想必有很多吧。或许你可以把那些可以放在周末享受的乐趣放到周末去。

像我的话，就把网购和做精致的料理作为"工作日不做"的事情。因为我一做这两样事情，就特别开心，时间不知不觉就没了。

而这些开心的事情，放到休息日，就可以尽情地享受。

把你觉得"优先次序不是那么靠前"的事情，放

到休息日去做，或者是下决心连"休息日也不做"，这
也是个办法。

工作日和休息日，自己分别拥有多少可以支配的
时间？让我们好好把握这个问题，不要再过那种浑然
不知、茫然度日的生活了。

我希望大家能够以下决心改善睡眠这件事为契机，
把握住自己的时间（也就是自己的人生）。

# 第 3 章

"过好早晨"可以显著提高
上午的状态

## 夜间睡眠质量取决于"当天早晨"

晚上是否能拥有优质睡眠事实上取决于当天早晨。临近就寝时分再来为"好眠"下一番功夫当然也不赖，但所做仅仅如此的话，可以说是"为时已晚"。

原因有二。

其一，体内生物钟的重置时间一般是在早晨。早上 10 点之前，视网膜通过感受阳光来调整脑内最主要的母钟。

所以，早晨醒来以后请立刻从床上起身，拉开窗帘沐浴阳光。如果可以，请不要隔着玻璃窗，而应该打开窗户，让视网膜与阳光亲密接触。（注意！切勿直视太阳。）

习惯早上 6 点多晨起的人，在白昼较短的冬天可能会发现"天还太暗，感受不到阳光"。没关系，在这样的日子里也请拉开窗帘，静待太阳升起后享受日光。即便是阴雨天，天空的景色也迥然各异，仅默默欣赏，就足够心旷神怡。"起床后立刻打开窗帘"——请让这成为你早晨的固定习惯。

其二，早上是帮助我们自身开始增加血清素的最佳时间。因为人体是通过视网膜接收阳光来促进血清素分泌的。而在第 1 章曾提到过，血清素在傍晚会转化为促进睡眠的褪黑素。

同时，血清素也被称为"幸福激素"。第 1 章中介绍过多巴胺和去甲肾上腺素等具有较强攻击性的激素（兴奋型脑内激素），血清素则可以抑制这些激素的过剩分泌，缓解焦虑不安，让我们恢复平静愉悦的心态。

整个白天人体都会持续分泌血清素，一直到傍晚来临。但一大早尽情沐浴日光可以进一步促进血清素的分泌，这不仅可以让我们在夜晚收获高品质的睡眠，也会帮助我们保持一整天的最佳状态。

大脑内血清素的分泌量对商务人士来说至关重要，万万不可对它漠不关心。

为了让我们的身体尽可能高效地分泌血清素，尽量在上午晒晒太阳，这十分关键。

晒太阳的时长应为每次 5 ~ 30 分钟。在烈日炎炎的酷夏 5 分钟就足够了，而在阳光强度较弱的季节则应晒满 30 分钟。

"但每天本来就够忙了，早上哪里还抽得出 30 分钟时间去享受日光浴呀！"如果你有这种想法，那么不妨试试我后面介绍的方法。只要好好利用吃早餐或上班路上的时间就可以做到，完全不会给你平添负担。

## "日晒不足"会毁掉睡眠

在前文中我已经多次提及，要想睡得好，在调节体内生物钟的同时，还需要让身体分泌大量的血清素，为此，上午我们得好好晒太阳，充分沐浴日光。

而现代人却很少晒太阳。别说晒太阳了，对阳光可谓是避之不及。

四十多年前，科学家们在南极发现了"臭氧空洞"，使大众普遍开始关注紫外线给人体带来的伤害，这也许就是大家开始"躲避日光"的导火索。

确实，长时间暴露在过强的阳光下容易诱发皮肤癌，增加色斑，导致皮肤老化。但同时，由于阳光可以刺激皮肤合成维持健康所必需的维生素 D，它又是人类健康不可或缺的朋友。

在远古时代，人们依赖阳光作为"主要光源"进行生活劳作。

日出而作，日落而息。早晨迎着朝阳起床，白天狩猎采集（到了农耕时节便下地劳作），傍晚则伴着落日余晖回到住处。

天黑以后就只能依靠月光或火把照明了，即便后来文明稍有发展，夜间照明也仅止步于灯笼或油灯，久而久之，我们的身体构造也慢慢适应了这样的环境。

但自从爱迪生发明了电灯以后，我们居住的这个世界就发生了翻天覆地的变化。只要有钱，就可以人工将夜晚变成白昼。爱迪生生活的年代听上去似乎很久远，但在漫漫的人类历史长河中，那不过是最近才发生的事情而已。

人类创造的"常明"环境让生活变得更加便利的同时，也给人们带来了诸多困扰。其一便是它让很多现代人产生了"自己已经晒到了足够阳光"的错觉。

但是，你晒的是"灯光"，并不是"阳光"。

值得讽刺的是，对阳光避之不及的大多数现代人恰恰可能因为日晒不足而毁掉自己的睡眠，危及健康。

尤其随着电脑和智能手机的出现，"看蓝光屏"成了另一种人体接受光照的方式。

我们体内的生物钟原本在明显清晰的昼夜节律之下才能保持正常，但追求现代便利的生活让我们的生物钟完全错乱。其中，蓝光的普及给生物钟带来的不良影响尤甚。

因此，"通过同样的照明方式让早上 8 点和晚上 8 点保持同等明亮的状态，这本就是不正常的。"只要人们能意识到这一点，做法就会大不相同。

正因为大家平时普遍在这样不正常的环境下工作，所以，下意识地给自己的身体创造出"昼"和"夜"这两种截然不同的状态非常必要。要想做到这些，请从早上晒太阳开始。

## 养成晨间固定习惯："醒了就径直走到窗边"

要想重置体内生物钟，最理想的状态就是每天早上在固定时间起床。相比入睡时间，起床时间不规律更会打乱你体内的生物钟。

休息日可以睡懒觉，但起床再晚也只能比平时晚2个小时。实在是困的话，那就在中午的12～15点（最长一个半小时）去午睡，补个觉，早上无论如何请从床上爬起来。

在这里，我们首先就何谓"起床"做一个定义。

我在本书里提到的"起床"，正如其字面意思，指的是"从床上起来"，和"从睡眠中醒来"是两码事。

就算已经从睡梦中醒来，但只要身体还赖在床上，大脑就会做出错误判断，认为"我还睡着呢！"。所以醒来后请立即从床上爬起来，拉开窗帘，让肌肤感受阳光吧。

我尤其不推荐躺在床上看手机。

肯定有很多人早上醒来后懒洋洋地躺在床上，第一件事就是伸手去拿枕边的手机。可能会简单查看一下邮件或日程，然后在脑海里将当天的计划安排过一遍。但这样躺着看手机可能会让你虚度宝贵的晨间时光。

这样做的同时还有一个大问题——大脑会对"床的作用"产生错误判断。

床本来只是"用来睡觉的地方"，但我们这样做会人为地给大脑输入了"床是躺着思考或解决问题的地方"的错误信息，导致到了夜晚我们上床准备睡觉时反而会辗转难眠。

所以，在这里我给大家提出一个看似很严苛的要求——请不要把手机带进卧室（我将在第5章的专栏中详细说明原因）。同时，早上醒了立刻从床上起来，径直走到窗边。请将这一流程习惯化。

另外，早上睡回笼觉容易进入深度睡眠，睡醒起来后反而会让我们感到头晕无力。因为是人体体温的变化引导着人们入睡和清醒，睡回笼觉不仅会影响正常的体温调节，破坏睡眠节奏，而且会让人在萎靡不振的状态下开启一天的新征程，所以即便醒来后仍有睡意，也要加把劲从床上爬起来，改为中午睡个午觉补补眠。

## "早餐"决定了一天的状态

让体内生物钟与地球自转周期保持一致是提高人体内在生命力的第一步。所以我们在前文提到，人们晨起后的第一件事就是让视网膜感知阳光，重置脑内的生物母钟。除此之外，还有一件至关重要的事就是"好好吃早餐"，通过摄入早餐来重置体内的生物子钟。如果母钟和子钟不同步，人体系统就没法好好运作。换言之，不吃早餐可能会让你感到疲劳乏力或身体不舒服。

从这个意义上来说，早餐可谓是每天的活力之源，请一定要吃早餐。

忙到没时间吃早餐？那说明你的日程安排本身就有问题。应该重新调整。顾不上吃早餐就着急忙慌地奔去公司打卡，这种状态下哪里还谈得上什么工作效率呢？

另外，跳过早餐直接吃午餐会导致饭后血糖值急剧上升，使人倍感困顿乏力，下午的工作效率自然也会一落千丈。

总而言之，不吃早餐会让你一整天都没精打采。

从小长辈就教导我们要"好好吃三餐""规律饮食"，这不仅事关营养问题，还因为饮食可以很大程度上调节我们体内的生物钟。

去国外旅行能让我们对这一点有真切感受。

当我们坐飞机长途旅行去时差相差比较大的国家时，一般会在飞机上吃好几顿航空餐。这时不要一供餐就立刻进食，而应该根据到达目的地的时间来调整进餐时间，这样才能减轻时差综合征。如果不考虑这一点，餐食端上来时就直接吃掉，我们的身体会感到困惑，"现在到底是几点？"

有时吃早餐、有时不吃，又或者有时早吃有时晚吃，这其实和时差综合征一样会给我们的身体带来不良影响。

有的人每天早上踏踏实实在同一时间给身体发出信号——"已经是早上啦！"，让体内的生物母钟和子钟如同管弦乐队般协调统一；也有的人完全不管不顾，任凭母钟子钟间的联动紊乱异常。这两种人的身体和工作状态会产生天壤之别也是再自然不过的事吧。

## 适合忙碌早晨的简单营养"快捷食谱"

请基于以下三点来考虑早、中、晚三餐的食物搭配。

① 蛋白质充足

② 营养搭配均衡

③ ①②兼备的"快捷食谱"

在维生素 B6、碳水化合物以及色氨酸（蛋白质中所富含的人体必需氨基酸）。这三大营养素的共同作用下，人体才开始分泌血清素（见图 3 - 1），与此同时，晒太阳以及散步等节律性运动也能帮助提高体内的血清素水平。这些血清素在晚上便转化为可以提高睡眠质量的褪黑素。所以我希望大家能够均衡摄入富含蛋白质的肉类和鱼类，以及维生素含量丰富的蔬菜。

虽说如此，但对繁忙的商务人士不能要求太苛刻，所以我在这里给大家准备了"快捷食谱"（见图 3 - 2），以供参考。

早餐做起来方便营养很重要。加了大量蔬菜的味噌汤，富含蛋白质的肉鱼蛋类，再加上一碗白米饭就足够了。如果能把白米饭换成糙米或者半糙米（口感比纯糙米好，易消化）就更完美了。糙米或半糙米含有丰富的维生素和矿物质，单靠它们就可以同时摄入碳水化合物和维生素 B6 了。

早餐喜欢吃面包或者意大利面的朋友，建议选择含有小麦胚芽的产品，这样可以帮助身体摄入维生素 B6。

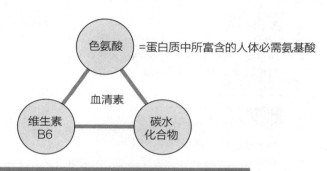

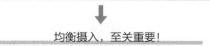

| 各营养素含量丰富的食物 |
| --- |

**色氨酸**

豆类食品（味噌、豆腐、纳豆等）
乳制品（牛奶、酸奶、黄油、芝士等）
芝麻、坚果类、蛋类、肉类、鱼类

**维生素B6**

鱼类（鲣鱼、金枪鱼、鲑鱼等）
肝、猪肉、大蒜、生姜

**碳水化合物**

米、面包、面、芋薯类、水果

↓

均衡摄入，至关重要！

图 3-1　促进血清素合成的食物

第一步

不习惯吃
早餐的人

香蕉

（单单一根香蕉就可以为身体同时补充
合成血清素所必需的色氨酸、维生素B6
和碳水化合物！）

第二步

搭配其他钟爱食材
（如纳豆、酸梅干、
小银鱼）

[日式早餐]
米饭※＋

芝麻或海苔或鲣鱼干——①

[西式早餐]
面包※＋
黄油或芝士——②

第三步

实践至第三步有
助于帮助我

周末早餐追加
一份火腿

①＋味噌汤

（汤里加入大量蔬菜＋肉类或鱼类
更佳！）

②＋汤

"快捷""营养"两不误的小诀窍

※米饭选择糙米或半糙米，面包选择小麦胚芽面包或全麦面
包，可以帮助人体在摄入碳水化合物的同时摄入维生素B6。
※①中配米饭的海苔，非常推荐选择碎海苔（撒在米饭上直接
吃的一种海苔产品）或海苔丝，吃起来更加方便快捷。

图3-2 早餐"快捷食谱"推荐

　　除此之外，我还喜欢自制"高汤味噌"备用。所谓
"高汤味噌"，指的就是味噌和高汤的混合物。我会在休息
日提前做好，待到吃时只要冲入热水就立刻成为一杯热气

腾腾的鲜美味噌汤了。味噌是重要的蛋白质来源，同时还富含色氨酸。另外，我还偏好使用海苔、芝麻、干裙带菜等食材，在冰箱冷藏室里也常备着纳豆、酸梅干、盐海带和佃煮<sup>⊖</sup>之类的食物。有了它们助阵，我就可以坐享美味又营养的优质快捷早餐了。

我喜欢将"快捷食谱"贯彻到底。就拿海苔来说，我经常吃的是那种可以直接洒在饭上拌着吃的"碎海苔"。因为若换成普通的烤海苔片，我既要花时间一张张取下来铺在饭上，还要花时间一次次用筷子将海苔卷住米饭，不够方便。如果你家附近没法买到"碎海苔"的话，"海苔丝""手撕海苔"或者"海苔末"之类的细小碎片状的海苔都可以作为替代。

凡事重在坚持。单身人士，尤其容易嫌做一人份早餐太费事的人，请首先备齐食材，然后再动脑筋花些小心思，比如前一天晚上做好准备工作等，来降低实际操作的难度。

而对于从不吃早餐的人来说，突然改变固有习惯确非易事。这类人群的早餐可以从一根香蕉开始。香蕉是唯一一种集色氨酸、维生素 B6 和碳水化合物为一身的食物。

---

㊀ 佃煮是一种日本传统食品，是将小鱼、贝类、海带等为主的食材用日本酱油和砂糖炖煮而成的一种甜辣美味的日式小菜。——译者注

另外，那些感到"早上没什么食欲"的人们则可能是因为前一天晚餐吃多了或吃晚了。晚餐摄入不当还会导致睡眠质量下降，所以让我们从前一天的晚餐开始着手改善吧。

## 最好在家中"可以享受日光浴的地方"吃早餐

要想提高上午晒太阳的效率，早餐时间至关重要。让我们重新规划下早餐的用餐地点，实现"边享受日光浴边吃早餐"吧。

在家中找到早上阳光照射最充足的窗户，把桌椅移过去贴紧窗边，可以的话同时打开窗户，在那儿暖暖和和、舒舒服服地吃顿早餐吧。

这个"暖和舒服"的感觉非常关键。请带着这份"舒服惬意"的感受，尽可能花上 30 分钟慢慢吃早餐。这段早餐慢时光，不仅能切切实实帮助你的身体重置体内的生物钟，还能给你的心灵带来前所未有的舒适和放松。

家中那个"能给你带来融融暖意，让你如同置身温室中的"地点就是最佳选择。如果阳光过于强烈刺眼，你可以拉上蕾丝窗帘稍作遮挡，或想想其他的解决办法。

顺带一提，我以前是在厨房餐桌旁吃早餐的，那儿的阳光照度<sup>⊖</sup>仅为 20 勒克斯，为此我又在东面的窗户旁边放了一套小餐桌椅，改成在那里吃早餐，这样的话即便不打开窗户，阳光照度也提升到了 400 勒克斯，这让我得以在明亮温暖的环境里，度过一个个无与伦比的幸福晨间时光（室内照度可以使用照度计测量）。

找个休息天日，花时间在家里调整一下餐桌位置，找一找能舒舒服服晒着朝阳吃早餐的地点吧。家中有阳台的朋友，不妨在阳台上吃早餐，方便舒适又能确保血清素分泌，可谓一举两得。

## 上班路上是分泌血清素的绝佳时机

前文介绍了早上晒太阳有助于促进血清素分泌，那么不知道大家早上在上班路上能不能晒到太阳呢？

在这里，我们有请一位典型的商务人士登场，来实际检验一下吧。假设他的名字叫 A。

A 住在埼玉县的一栋公寓里，从公寓到东京都中心的

---

⊖ 照度，全称光照强度，是一个物理术语，指单位面积上所接受可见光的光通量。单位为勒克斯。用于指示光照的强弱和物体表面积被照明程度的量。

上班地点单程需花费约 1 个小时。A 每天 6 点起床，睡眼惺忪地上完卫生间后会钻进浴室洗个澡，"冲" 走睡意，这就是 A 每天早晨雷打不动的固定程序。

接着，A 会穿戴整齐，将厨房餐桌上的牛奶面包之类的简易早餐塞进公文包里后，坐着妻子开的车到就近的车站乘坐 JR（日本铁道），随后换乘地铁，几经辗转，终于到达紧挨着地铁站出口的公司办公大楼。

A 在人事部工作，其工作性质决定了 A 很少有外出机会，午餐又吃的是妻子做的爱心便当，所以基本上一整天都待在公司里，下班后再沿原路返回。

那么，A 一天大概会晒到多长时间太阳呢？

答案是几乎晒不到太阳。显而易见，这会导致血清素分泌不足，但由于 A 一整天都处在 "明亮的灯光环境" 中，所以他对此没有任何危机感。

那我们就以 A 为反面教材，改变一下他的上班方式吧。要想上午多晒到太阳，上班路上其实隐藏着很多小诀窍。

首先，除了酷暑盛夏时节，一般情况下，上班步行路上请选择向阳的路线（见图 3 - 3）。如果马路两旁都有人行道，即使要花点时间等红绿灯过马路，也请选择向阳的那边。

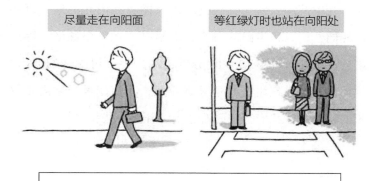

利用上班途中时间晒太阳，有效促进血清素分泌

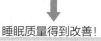

睡眠质量得到改善！

为了能感受到阳光带来的温暖和舒适……

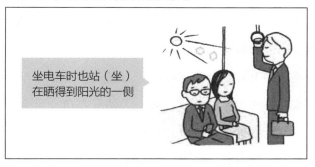

图3-3 上班路上如何晒太阳

其次，等红绿灯时请站在向阳处，坐电车时也请尽量站在可以晒到阳光的窗边。不积跬步无以至千里，这样的日常"小改变"往往能带来"大不同"。

受季节和云系变化影响，每天能晒到阳光的地方都不尽相同，所以我走路时总会挑选最亮堂的那条路线。除此之外，我还会提早 10 ~ 15 分钟出门，为"可能绕的远路"预留时间。上班路线并不只有一条，我们也没必要总走最短的路线，让我们打破固有思维，开拓一些新路线吧。

熟悉了人工照明方式的现代人对阳光带来的"舒适感"已经很迟钝了，起初人们可能会感到不安，"这样到底行不行呀？"。但晒到太阳自然就会觉得舒服，晒着晒着慢慢就会领悟到，"就是这种感觉！"。

说到"幸福感"，指的就是当太阳晒到背部时，你感到颈后和颈根部微微变暖的那一瞬间。在外面遇到这种情况时，请大大方方地就势倚靠在马路护栏上，假装玩玩手机什么的，在此处逗留片刻，让眼睛和身体尽情享受阳光，吸收太阳带来的能量。所谓幸福，就是这么简单。

上班路上若能收获这样的美好感受，不仅可以促进我们的大脑分泌大量血清素，那一天的工作也一定会异常顺利——这点我可以向你打包票！更进一步，如果你晒着晒着就自然而然地发出感慨，"太阳真是太棒了"，那么恭喜你合格了，这就证明你已经掌握小诀窍了。

当然，上班路上除了晒太阳以外，嚼嚼口香糖，实践一下正确的呼吸法，都可以帮助达到分泌血清素的双重效果，这些我将在后续文章中做详细说明。

## "嚼 5 分钟口香糖"有助于分泌血清素

上文中我们已经提到，晒日光浴和散步等节律性运动有助于血清素分泌。当然，帮助大脑合成分泌血清素的大前提是，通过饮食摄入足够的色氨酸、维生素 B6 和碳水化合物。

除此以外，嚼口香糖也是促进血清素分泌的方法之一。

嚼口香糖属于"咀嚼"运动，这也是节律性运动的一种，因此可以刺激血清素分泌，虽然这一点在日本目前还并不为大众所熟知。

所以，上班路上多嚼嚼口香糖吧！

选择清爽薄荷味的口香糖，还有助于清新口气，提高个人社会礼仪修养。

研究证明，由于"反复嚼"，即"咀嚼"这个动作可以促进人体分泌血清素，因此嚼口香糖可以有效缓解人们的压力和负面情绪，提高专注力。我们经常在电视里看到美国职业棒球运动员们休息时会坐在场边嚼口香糖，其原因就在这里。

另外，据血清素研究方面的权威人士——脑科学家有田秀穗教授的研究表明：开始嚼口香糖 5 分钟后，人体便开始分泌血清素，30分钟后血液中的血清素浓度会上升20%。

也就是说，为了达到促进血清素分泌的效果，我们需要连续嚼20～30分钟的口香糖。如果嚼着嚼着没有嚼劲了，那就再放几粒到嘴里。为了保持口香糖的嚼劲，我一般一次放2～3粒到嘴里，嚼小了以后再多加几粒。

利用上班路上或工作时的小憩时间嚼嚼口香糖，其平复心情、提高工作效率的效果值得期待。

但由于在日本，人们普遍认为嚼口香糖是不礼貌的行为，因此在公共场所嚼口香糖时一定要遵守文明礼仪。嚼的时候，我建议用臼齿轻松慢嚼，这样既不会发出不礼貌的声响，又能让自己的表情显得成熟知性。而半张着嘴巴动静很大地"吧唧吧唧"嚼口香糖，这种行为不仅不礼貌，也会给旁人带来不愉快的感受，这点尤其要注意。

血清素到了晚上会转化成褪黑素，给我们带来香甜的睡眠。因此，为了收获夜间优质睡眠，让我们在白天多多把握机会，积极帮助身体合成分泌血清素吧！

## 改变"呼吸"方式，轻松制造血清素

还有一种方法和嚼口香糖一样，可以轻松促进血清素分泌，那就是"呼吸法"。

"呼吸法"在各个领域都受到了广泛的关注和研究，具体操作方法众多，各有道理，但在提高睡眠品质和工作表现方面，我最信赖的还是"三呼一吸法"。

"三呼一吸法"是村木弘昌医生在继承日本僧侣藤田灵斋的身心锻炼法——"调和法"的基础上发展而来的一种呼吸方法。

我们平常的呼吸仅仅是在上下运动横膈膜，而"三呼一吸法"是能运动到腹肌的一种腹式呼吸法，带来腹肌的"节律性运动"，因此也有助于血清素分泌。

具体方法如同其名，"呼三次吸一次"（鼻呼鼻吸。首先，用鼻子短且快地吐气两次"呼！呼！"，第三次时吐气至尽"呼~"。随后用鼻子深吸一次气），随后重复此步骤即可（见图3-4）。

吐气时请微收下腹丹田处，但切忌收腹力度过大，整个过程保持一种"恰到好处的舒适"感觉很重要。

丹田内收，"呼！呼！呼~"吐气三次后，基本上属于气已吐尽的状态，这时顺势深深吸气，可以帮助人体吸收更多的氧气。

而且，每次呼吸时横膈膜上下移动，帮助将腹部静脉内的血液（约占人体总血液量的70%）强有力地泵回心脏，

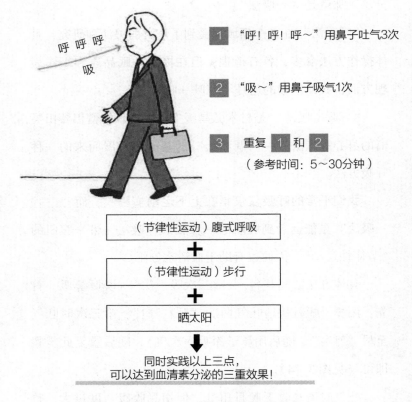

图3-4 上班路上分泌血清素的 "三呼一吸法"

改善并促进人体血液循环。从而让营养得以输送到全身，并促进体内二氧化碳等代谢终产物的排出。

但是，过于用力收腹会导致毛细血管收缩，反而阻碍了腹部正常的血液循环，所以保持一个适当的"度"尤为重要。

像这样，通过不断练习丹田发力的腹式呼吸，可以达到和"坐禅"相似的效果，帮助我们获得内心平静，调整并改善自律神经。

现代商务人士普遍交感神经过度亢奋，血压心率偏高，经常处于烦躁焦虑的状态。通过实践本书介绍的"三呼一吸法"，可以调整交感神经和副交感神经间的平衡，稳定情绪。

其结果不仅可以提高睡眠品质，在工作上碰到难度大的商务案件时也能从容自若，自然，因慌乱而失败的情形也就减少了。

而且，更关键的是，"三呼一吸法"能促进血清素分泌。

我在早上上班途中也会运用到这种呼吸法。"三呼一吸法"再加上步行等节律性运动，更有助于分泌血清素。当然了，腹式呼吸、步行再加上晒太阳，则会带来促进血清素分泌的三重效果。

虽说如此，但这种呼吸法毕竟和我们日常所采取的一般呼吸方式不同，时间久了很容易感到疲劳，所以我们的目标是保持5～30分钟就可以了。可以保持1个小时当然更好，但5～30分钟就足够能达到我们期待的效果。

据有田教授的研究，在练习这种呼吸法约5分钟后，人体就开始分泌血清素了。如果练习途中感到疲倦，那就是身体给我们发出的"血清素停止分泌"的信号，就此停止练习即可。一开始可能有点难，但只要每天坚持练习，很快会习惯这样的呼吸方式，过不了多久就能坚持20～30分钟了。

前文提到过非常推荐大家在上班路上练习"三呼一吸法"，但肯定会有人这样觉得，"一边练习呼吸法一边走在人来人往的街头，实在太不好意思了"。

完全不需要有这种想法。

首先，只要不是大清早，人行道旁边车来车往，总是比较嘈杂的，过往路人也大多在边走路边思考问题。而且，即便他们和我们擦肩而过，也不过区区1～2秒钟而已。

我自己每天走路时都会练习呼吸，但一次也没有被路人投来过奇怪的眼神。

等红绿灯时我也会继续练习，同样也没被人奇怪地打量过。可能是因为我每次等红绿灯时都习惯站在向阳处晒太阳，而大多数人站在背阴处，大家彼此离得比较远的缘故吧。而且，人本来就对自己的事更在意，至于别人如何，则完全不以为意。

所以，仅仅靠上班路上练习呼吸法，就可以改善体质，静心宁神，提高睡眠质量，世上可谓再也找不到这样高效的好方法了。

如果条件允许的话，我还建议用哼歌来代替"三呼一吸法"，因为哼歌能让我们的呼吸更自然地转换成腹式呼吸。

上班途中、外出路上、忙家务时，找点时间唱唱歌，哼哼曲，实践起来吧。和"三呼一吸法"一样，哼唱 5 分钟以上，血清素就会开始分泌。

**专栏 3**

### 如何识别血清素分泌信号

你体内的血清素分泌充足吗？表 3 - 1 中所列举的，都是血清素分泌不足时可能产生的症状，如果你符合 2 个或 2 个以上，那就请和我一起开始"血清素生活"吧！

综上所述，积极沐浴阳光，适时嚼嚼口香糖以及练习呼吸法能有效增加血清素分泌量，白天的工作效率会因此提高，晚上也能睡得香甜。通过实验我们也了解到，上述方法只要实践 5 ~ 30 分钟就能奏效，所以让我们一试为快吧！

但它的效果并不像数值增减那样一目了然，所以一开始你可能会半信半疑。

在此，我跟大家分享一下我自己是如何培养"血清素生活"习惯的，以供参考。

表3-1　血清素缺乏症自测表

| |
|---|
| ☐ 早上起床后仍觉得困顿疲倦 |
| ☐ 从早上起就觉得很累 |
| ☐ 入睡困难 |
| ☐ 睡时易醒 |
| ☐ 低体温 |
| ☐ 低血压 |
| ☐ 便秘 |
| ☐ 表情呆滞，没精神 |
| ☐ 不适应长时间站立 |
| ☐ 咀嚼能力偏弱 |
| ☐ 浑身上下总是这儿疼那儿疼（原因不明的疼痛） |
| ☐ 总觉得头重重的 |
| ☐ 易怒 |
| ☐ 情绪易低沉 |
| ☐ 无法集中注意力 |
| ☐ 长时间用电脑 |
| ☐ 压力大 |
| ☐ 易累 |
| ☐ 几乎不晒太阳（一次30分钟左右×一天数次） |
| ☐ 过着昼夜颠倒的生活 |

来源：东邦大学名誉教授有田秀穗先生制作。

首先，从习惯阳光开始。以前，为了"美白"，我一直都尽量避开阳光，而现在，为了"血清素生活"，我把桌椅移到了家中最明亮的地方，开始在那晒着太阳吃早餐。

一边欣赏着天空的景色一边享受早餐，我感到心灵受到了洗涤，心情也变得前所未有地舒畅自然。而且阳光强烈的日子反而让我的幸福感爆棚，这是和以前相比我的一大变化。

在家中最亮堂的地方吃了几周早餐以后，我慢慢感受到了阳光的温暖舒适，也萌生出了"每天都想晒晒太阳"的念头。

与此同时，上班路上，外出途中我都尽量走在向阳处（晒太阳＋步行，帮助达到促进血清素分泌的双重效果）。

在吃早餐时和上班途中体会到了阳光的舒适惬意之后，接下来我开始挑战在上班途中加入腹式呼吸法（三呼一吸法）（晒太阳＋步行＋腹式呼吸，帮助达到促进血清素分泌的三重效果）。

但紧接着我就碰到了难题。晒阳光确实很舒服，但我本来就呼吸浅，肺活量低，所以一开始并不习惯"三呼一吸法"中两短一长的深呼气，最初几周练起来非常辛苦。说实在的，一开始我痛苦到连 1 分钟都坚持不下来。但即使觉得烦躁，撑不了 5 分钟，我也坚持每天练习（有运动经验或肺活量大的人培养腹式呼吸的习惯会更为轻松简单）。

1个月过去了，我最初的痛苦感和不适感都有所减轻。接着我又坚持了1周，2周……慢慢地，我开始可以享受这个过程了。

日子就这样过着，直到某天早晨，我刚走到附近车站，一个"灵动鲜活，光彩照人"的女性身影跃入眼帘，在好奇心的驱使下，我忍不住又多看了几眼……这不就是镜子里映照出来的我自己嘛！

我还是第一次见到这样气场十足、熠熠生辉的自己，不禁吓了一跳，但又忍不住暗自窃喜。这让我更加确信，"血清素的效果的确是存在的！"。

我想也许是血清素给我带来的一系列作用——"清晰的头脑"+"乐观幸福的心态"+"紧致灵动的面部表情"+"挺拔舒展的姿态"，让我的外表发生了天翻地覆的变化吧。

从自身的经验中我得出这样的假设：那些千千万万"光彩照人"的人们中，应该有一类是"血清素分泌充足"的人。所以，为了确认我自身的日常行为是否达到了分泌血清素的效果，从那以后，每次到了车站我一定会看看镜子里的自己。镜子总是最诚实的。

就这样，我开始沉醉于"分泌血清素"的生活。白天总是下意识地寻找阳光，早上上班路上自不必说，一到午休之类的空闲时间，我就会边练习"三呼一吸法"边散步，以求达到促进血清素分泌的三重效果，另外再搭配上唱歌哼曲，总之我在尽可能积极地帮助自身分泌血清素。

结果是我白天更加精神奕奕，工作效率大幅提高，晚上也收获了整夜好眠。现在的我每天都能深深体会到本书中所描述的血清素给身体带来的效果。

在日常生活中花点工夫增加自身的血清素分泌，坚持 3 个月，"血清素神经"的敏感度就会增强。也就是说，体质改善了，做同一件事，我们的身体相比以前会更容易分泌血清素。

走到这一步接下来就好办了！越加以实践上述方法越能实际感受到血清素分泌带来的好处：头脑变得清晰冷静，幸福感上升，整个人也更加充满活力。这样的过程是如此令人欣喜，自然而然的，我们就想分泌更多的血清素，血清素神经也就进一步得到增强—— 就这样进入了良性循环。

另外，血清素分泌对提升白天工作效率的效果可持续 1 个小时左右。所以，上班路上我们可以实施"晒太阳＋步行＋腹式呼吸"，午休时实施"晒太阳＋嚼口香糖＋散步"等方法，总之请随意组合搭配，尽量频繁地帮助身体分泌血清素。

一开始你可能会一头雾水，但千万不要只尝试几天就半途而废，从那些轻松愉快的小事上开始做起吧。仔细观察自己每日的身心变化并努力坚持，你就会感受到身体发出的各种令人欣喜的信号，真真切切地感受到血清素分泌能力的提高。

保持健康有活力，秉持一种"不如意事常八九，心头仍觉幸福满"的心态，关键时刻能发挥出自身潜能——这些长久以来我们一直渴望却从未得到过的能力，只要通过在日常生活中下意识地帮助身体分泌血清素就能轻松获得。

如果你想提升自我，改善人生，哪怕只有一点点想法，也请一定将"分泌血清素"排进每天的优先日程吧。

# 第 **4** 章

"白天如何度过"
才能保持一整天的好状态

## 午餐也是工作的一环，战略性摄取"三类午餐"

要想最大程度提升工作状态，"午餐也是工作的一部分"——这一思维很重要。

到了午餐时间，大部分人会什么也不想，茫然地走在街上，看到感兴趣的餐厅就径直走进去。但事实上，如何度过午餐时光很大程度上决定了下午的工作状态。

对于工作日的午餐，我准备了以下三种类型，人们可根据当天下午的工作安排来决定具体选哪一种。

①与喜欢的人们加深感情的"催产素式午餐"

②下午安排了关键任务的"好状态午餐"

③给平日里努力工作的自己准备的"犒劳式午餐"

接下来让我来一一说明。

①与喜欢的人们加深感情的"催产素式午餐"

"催产素式午餐"指的是和喜爱的人们一起共度愉快时光的午餐。因此，对象可以是任何人，喜欢的同事、客户或朋友等都可以。

请将对象限定为"志同道合之人"。

和喜欢的人一起共度愉快时光时，人体会分泌一种名为"催产素"的激素。催产素又被称为"拥抱激素""爱的激素"，它因母亲们在分娩时和分娩后对婴儿感受到浓浓爱意时大量分泌而广为人知。

但是近年来研究表明，不管生育与否，不分性别、年龄，当我们对关系亲密的人感受到爱意时，身体就会分泌催产素。随着催产素的分泌，它作用于压力中枢神经，能够帮助我们减缓压力。

人体内的催产素增多，血清素也会自动增加。我在前面已经提到过，血清素可以帮助我们保持稳定的精神状态，让我们更加乐观开朗，同时它在傍晚会转化为褪黑素，给我们带来优质睡眠。

所以，和抱有喜爱之情的人吃午餐，不仅会让我们感到心情愉快，从科学上也被证实是非常"有意义"的。

这时我们的午餐要注意避开以下两点。

● **让血糖值飙升的食物**

拉面、牛肉盖浇饭等以碳水化合物为中心的盖浇式午餐会使我们的血糖飙升，下午容易疲倦困乏。受体内生物钟的影响，下午 1~2 点本来就是什么也不吃都容易犯困的时间段，这时再加上碳水化合物的助攻，要想让自己不犯困简直不可能。

- 让体温急剧上升的食物

人体体温上升到一定程度后会慢慢回落，我们往往会在体温回落的过程中感觉到困意，进入深度睡眠。泡完澡以后往往能睡个好觉就是受这项人体机制的影响。

若是晚上吃这些倒也无可厚非，但下午还有一堆重要工作在等着我们的时候，切忌使体温大幅上升、下降。请一定不要选择容易让体温急剧上升的辛辣口味的食物。

我自己在工作日时是绝不会吃这类午餐的。如果在状况允许，又能兼顾对方喜好的情况下，我一般会选择日式套餐（日式套餐一般以烤鱼等为主菜，再配上味噌汤和米饭）或能够摄入充足蔬菜和蛋白质的中式、法式套餐，同时尽量吃到七分饱就放下筷子，留下一部分碳水化合物不吃完。

另外，万一我们不得不和那些话不投机的朋友一起吃午餐，补救措施就是"对他们抱以关爱之心"。催产素会在我们对他人抱有关爱之心时分泌出来。所以，即便对方是你不喜欢的人，也不要心生厌恶之情，而应该怀着"奉献精神"，让这一小时尽量成为对对方有益的时间。

② 下午安排了关键任务的"好状态午餐"

当下午有关键任务——也就是日常工作中那些我非常希望获得成功的任务时，我会给自己安排"好状态午餐"，也就是所谓的"决胜餐"。一说起决胜餐，可能很多人都会联想到炸猪排或者牛排等量大料足的食物。

这些以肉类为中心的食物，虽然含有丰富的蛋白质，但问题是它们会油腻难消化，给胃肠平添负担。

理想的决胜餐是那种能够消除空腹感的同时不至于让我们觉得太撑，而且吃完后我们会感到身体轻松，头脑灵活，不生困意的午餐。

下午有关键工作等着我的时候，我一般只选择乳清蛋白产品作为我的"好状态午餐"。午餐时间再加上前后的准备和收拾时间，总共也不过花费十几分钟。剩下的时间我会先睡个午觉，醒来后嚼嚼口香糖，再花 5 ~ 10 分钟去晒晒太阳、散个步。

这样一来，我的头脑不仅会变得清晰灵活，同时也补充了体内血清素，调整了心情，紧张情绪也得到了舒缓，处理关键任务时也能更加沉着稳定。"乳清蛋白、午睡、边嚼口香糖边散步"绝对可以算是提高工作效率的"三大神器"。

当然，午餐只吃乳清蛋白产品时，傍晚一定会感到饥饿。如果没觉得饿，那就说明你还处于工作时的紧张状态中，而且身体会比你想象中的更加疲劳，这时你更需要好好恢复一下。

具体方法是，早点下班回家，吃一顿营养均衡、易于肠胃消化的晚餐。比如，各类蔬菜再加上鱼类或豆腐等，同时比平时早点上床睡觉。

当下午的工作并不是特别棘手，但又颇为重要时，我推荐午餐采取"独自外出就餐＋散步"模式。

"催产素式午餐"多少需要迎合一下对方的喜好，而独自就餐就可以自由选择自己爱吃的品类了。所以，在这样的日子里，你可以在"催产素式午餐"的搭配基础上，选择自己想吃的食物，给自己加加油吧！

当然，千万不能因为爱吃某种食物就吃过量，吃到七分饱能让我们保持大脑清晰，身体舒适的状态。

③ 给平日里努力工作的自己准备的"犒劳式午餐"

前面提到的"催产素式午餐"和"好状态午餐"的理论，请全部忘光吧！既然是犒劳努力工作的自己，那就不要过多顾虑，想吃多少就吃多少吧。

但是，这种"犒劳式午餐"至多一周一次，因为它很容易让我们在下午犯懒发困。所以下午还要接着工作的时候，不能总吃这种午餐，这点我想一般人应该都能理解。

但实际上，很多商务人士每天都这样吃，导致下午的工作状态一落千丈。

请学会张弛有度，让午餐更有价值吧！

当然，每周一次吃完这类"犒劳式午餐"后，下午也是会犯困的。这时，我会像前文提到的那样，睡 15~20 分钟午觉或者散个步振作振作精神，就万无一失了。

接下来，让我们马上开始规划自己的午餐安排吧。

午餐已有约的日子可以将其归类为"催产素式午餐"，下午有重要工作安排的日子，请毫不犹豫地选择"好状态午餐"。那些想奢侈一下吃些自己喜欢的食物的日子就选择"犒劳式午餐"，但既然是"犒劳"，那最多一周安排一次就可以了。

那么，没有约定和谁一起吃，下午也没有关键工作，同时也不至于奢侈到要给自己一顿美食作为犒劳，这样的日子里又该怎么安排午餐呢？

这样的日子，我也希望大家下意识地将其归类为前述三种类型中的一种。

也就是说，我希望大家每天吃午餐时都在"催产素式午餐""好状态午餐"和"犒劳式午餐"中三选一。如此一来，你的午餐时间就不再单单是用于果腹的时间，而变成了"工作的一部分"，同时创造出了相应的价值。

有了这个意识，在受同事邀请共进午餐时我们会自然而然地抱有"帮助自身分泌催产素"的目的，这样不仅能培养出良好的同事关系，午餐时光也能变得其乐融融。若非如此，这顿午餐就很可能仅仅是一段懒散松懈的、互诉苦水的无趣时光了。

当然，自己一个人吃午饭时，也可以刻意营造出有意义的午餐时间，例如"下午要把那份重要工作解决掉！所以今天选择'好状态午餐'"，又或者"今天来顿'犒劳式午餐'，就去那家有点贵的意大利餐厅吧"。

如果可以的话，提前安排好一周午餐并写在日程本上，这样可以使午餐规划更具系统性，且更方便执行。坚持这个习惯，你就能成为最大程度运用午餐时间的人。

另外，不管吃哪种午餐，都要注意多摄入蛋白质，而适当少摄入碳水化合物，因为后者会使血糖升高，导致我们困顿疲倦。

同时，我会将休息日定为"欺骗日<sup>○</sup>"，在这一天我会毫无顾忌地大快朵颐，像意大利面之类的高碳水食物也不在话下。因为既然是休息日，那么就算白天吃多了犯困也

---

○ 欺骗日（cheat day），是指坚持运动和饮食控制的人群每周选择一天，进食日常饮食中没有的，但自己又很喜欢吃的高卡路里、高碳水食物的日子。——译者注

完全没关系的。

## 若想提高工作效率可以午睡 15~20 分钟

午餐后肚子饱饱的，人也容易犯困。所以，每天安排自己午睡一会，既可以醒脑健体，也能显著提高下午的工作效率。

但午睡有个条件，严禁"睡过头"。如果午睡时睡得像夜间那么沉，那么到了晚上反而会难以入睡或睡眠变浅，最终会降低夜间睡眠品质。

具体来说，在 12~15 点之间午睡 15~20 分钟（55 岁以上人士最多睡 30 分钟）即可。

再睡久些，人体就会进入深度睡眠，睡醒后反而晕乎乎的，反应迟钝。

所以，在仍有工作留待处理的工作日，午睡的最佳时长为 15~20 分钟（55 岁以上人士最多睡 30 分钟）。

如果在休息日，反应迟钝些也没有关系。所以平日里积累了睡眠负债的人，就应该利用休息日积极地将它偿还一清，也就是说，请在上午到下午 3 点间尽可能早地睡（至多）一个半小时午觉来补眠。据研究，只要午睡时长不超过一个半小时，就不会降低夜间睡眠品质（但这只不过是万不得已时的补救措施而已。理想状态应为，尽快在工作日形成睡眠充足的生活模式，这样就可以不通过这种形式的午睡来填补睡眠负债）。

最近，很多公司的管理层都开始慢慢理解了午睡的效果，开始积极推进员工午睡。但即便如此，很多商务人士对在工作场所午睡这件事还是心存抵抗的。

但这里我们所说的午睡并不是呼呼大睡。在午餐后的休息时间借用下公司的休息室、午睡室，又或者伏在办公桌上浅浅地打个盹儿（有人会担心在床上睡觉不容易醒，那么也可以采取坐在椅子上午睡的方式）都可以。当我想提高下午的工作效率时，我一定会睡一个午觉。

一开始可能睡不着，但只要闭目养神就足够了。当眼睛停止接收视觉信息时，大脑也多少可以得到一点休息。

坚持一周这种闭目养神式的"伪午睡"，慢慢你就能睡得着了。

这种短时间的午睡对我们大有裨益。

首先，我们的大脑会更加清晰敏锐，下午的工作也会更加顺利。

而且，通过午睡缓解了大脑的疲劳感，傍晚之后也不再会打瞌睡。

傍晚之后不管是打个盹儿还是睡个饱觉，都会降低夜间睡眠品质，使得我们的身体无法充分恢复。所以，即使运气好，在回家的地铁上抢到了座位，也请千万不要睡着。

同时我们也了解到，在适当的时间段内睡个短午觉，例如在 12 ~ 15 点之间睡 15 ~ 20 分钟，可以有效将患阿尔茨海默症的风险率降低至 1/5。

要想睡得短同时又睡得舒服，请备一块手帕或一对隔音耳塞做我们的午睡好伙伴吧。

用手帕代替眼罩遮住眼睛，不仅可以挡去灯光，还能够平复我们的心情。

关于隔音耳塞，市面上则有各种类型可供选择（见表 4 – 1）。

表 4 –1　便利的午睡小物件（隔音耳塞）

| | 形状 | 类型 | 特征 |
|---|---|---|---|
| 隔音性 大→小 | | ①刷头式 | 隔音效果适中，午睡时或想集中精力工作时都可以使用 |
| | | ②泡沫（海绵）式 | 比①隔音效果好，戴上后不容易听到周围的声音 |
| | | ③硅胶（橡皮泥）式 | 隔音性能强，推荐在想安心睡觉时使用。可以根据外耳道形状变化成型 |

睡短午觉时更适合用刷头式或泡沫（海绵）式耳塞，因为隔音抗噪效果太好的耳塞反而容易让我们进入深睡眠。

另外，使用刷头式耳塞时，我们能听到部分外界声响，因此这种耳塞也适合在工作时使用。

例如，在嘈杂的环境下想专心写资料时，用这种耳塞就可以营造出既免受噪声干扰又不至于错过重要事件的理想工作环境。

当你想安安静静睡个好觉时，我推荐用硅胶（橡皮泥）式耳塞。它可以根据你的外耳道形状变化成型，隔音效果非常好，佩戴舒适，能帮助我们安心睡个好觉。

## 花点心思，只要走走路就能制造血清素

对于那些无论如何都无法在工作场所午睡的人来说，我推荐"散步"。

近年来，步行被证明可以激活血清素神经。午休时间散散步不仅能保持大脑清晰，有助于下午工作的顺利进行，更能改善当天晚上的睡眠质量。

同时，散步会让身体动起来，改善血液循环，从这个意义上也让大脑得到了休息放松，下午工作时的专注力自然也得以提高。

据说歌德等大部分哲学家都会"边走路边思考",可能是因为步行激活了他们的血清素神经,这使得掌控直觉的脑前额叶前区(前额叶的一部分)渐趋活跃,从而激发了他们的灵感。

贝多芬也因为保持每天散步的习惯而为大家所津津乐道。

从有田秀穗教授《灵感闪现!一个人的散步会议》一书中我们了解到,身为音乐家的贝多芬虽在 40 岁的时候双耳完全失聪,但他仍战胜了绝望,坚持音乐创作到 56 岁。在这期间,无论天气如何,他都一如既往地出门散步。因此我们可以发现很多他在散步途中灵感闪现时匆匆写下的字迹潦草的乐谱。

在位于维也纳北郊的小镇海利肯施塔特,有一条名为"贝多芬小径(Beethovengang)"的小路。这里环境幽静自然,因听力逐渐衰退而患上神经衰弱的贝多芬想必在这里得到了心灵的疗愈。因为血清素分泌不仅可以促使灵感产生,更能抚慰我们痛苦悲伤的心灵,让我们重新变得开朗乐观。在这个意义上,我不禁想象到贝多芬一定是从散步中得到了心灵的慰藉。

当你发现制作文件时意外地费时费力,又或者面对同事的悉心求教时自己回答的漫不经心,不得要领,这些都说明你已经陷入了僵局,大脑反应变得迟钝,这个时候,请不要再继续漫不经心地工作下去，站起来，给大脑来一次"步行重置"吧！

公司附近有没有好的散步路线呢？午餐后，请四处走走，发掘一些好的散步路线吧。

散步时最好在向阳处走 5 ~ 30 分钟。当然，没办法做到的时候在公司里面四处走走也行，例如去卫生间的时候，借机会上上下下爬爬楼梯也是不错的。

不管怎样，要想在散步时促进血清素分泌，就必须将注意力集中在步行本身上面。历史上的伟人们外出散步时，很少像在当今社会一样容易被往来不息的车流、人流阻碍专注力，所以他们仅靠散步就可以活化血清素神经。但生活在现代社会的我们，只要一出门，大脑就会不断接收到车流、人群、广告牌这些外部世界带来的刺激，所以我们需要在散步时配合呼吸法、哼歌或者嚼口香糖，才能切实将注意力集中到步行上。

当我们的注意力集中在步行上，走着走着，我们的血清素神经就会得到激活，就有可能给我们带来优秀的灵感。这些灵感容易瞬间闪现，又瞬间被忘记，所以即使是在公司里散步，也请带好本子和笔，当然，必要时用手机的记事本功能也完全可以。

顺带一提，我自己平时是这样安排午休时间的——下午安排了重要的商务洽谈时选择"午睡"，下午需要制作重

要资料时选择"散步",而不管工作内容是什么,只想拥有
最棒的工作表现时,我会选择"午睡"加"散步"。

## 用"微冥想"缓和紧张不安

当我们下午安排了重要工作时,如果能有一套帮助自
己稳定心绪,提高工作效率的方法会方便很多。

众所周知,史蒂夫·乔布斯一直倾心于"禅"的思想。
从前述有田教授的著作中我了解到有关他的一段故事,深
受感动。乔布斯年幼时被收养为养子,他一直因为不知生
身父母为何人而饱受心灵煎熬,为了疗愈内心纠葛,他尝
试了很多心灵疗法,但最终令他信服并付诸实践的就是坐
禅冥想。

坐禅时需要进行丹田处发力的腹式呼吸,也就是腹肌
的节律性运动。这会使脑内的血清素神经被激活,血清素
分泌量增加,乔布斯的内心或许是因为这样才得以从纠葛
中解放的吧。

另外,据说一郎选手⊖比赛前会在更衣室进行 20 ~ 30
分钟的冥想,通过冥想促进血清素分泌,调节心情,成功

---

⊖ 铃木一郎,日本棒球巨星。在日本被大家亲切地称作
"一郎"。——译者注

地在自己的内心中营造出了积极正面的氛围。

他们进行的这些尝试对于商务人士而言也有足够的借鉴价值。如果没办法在工作场所坐禅，那就坐在椅子上闭上双眼，练习第 3 章中介绍的"三呼一吸法"，这样的"微冥想"实践起来会简单很多。

在安排了重要商务洽谈、演讲或资料制作时，请一定要试试"微冥想"，哪怕只有 5 分钟也行！冥想后你一定能感受到内心紧张不安的情绪得到了缓解，专注力也得以提高。

像这样，平日里让自己不受负面情绪支配，这对提高工作效率和提高睡眠品质都很重要。

自从我认真学习了与睡眠相关的知识，也暗自决定要凭借一己之力调节好自己的身心之后，尽量让自己不再带有"愤怒""怨恨"或"嫉妒"的情绪，同时也决心尽量不将"牢骚"或"坏话"挂在嘴边。因为这些负面情绪一旦迸发出来，不仅会减少珍贵的幸福激素，同时还会增加压力激素皮质醇……给自身带来非常大的伤害。

不仅如此，我们通常还需要花费更多的时间来平复心情，回到平常心，这使得原本就少得可怜的属于自我的时间被无谓消耗掉了。

当然，毕竟我也是普通人，也有忍不住说说负面话语的时候。发泄情绪后，如果没时间的话我会尝试"三呼一

吸法"或"微冥想",有时间的话我会出门散散步,尽快
调节自己的心情。

## 下午两点以后不要再喝含咖啡因的饮品

喝含咖啡因的饮品对消除白天的困意有一定效果,但
如果喝的方式不对则会大大降低晚上的睡眠品质。

我有一段时间处于"咖啡中毒"的状态,每天都要喝
5~6杯咖啡。一早开始喝,通常到了下午会感到背部酸硬
不适,疲惫感席卷全身,但我却怎么也戒不掉这个习惯。
可能是因为喝咖啡能让我瞬间感到精力十足吧。

这样的状态持续了好几年之后,我下决心要改善自己
的体质,于是向"断咖啡"发起挑战,最终戒掉了咖啡瘾,
想喝咖啡的次数也少了很多,一个月仅有几次而已。再加
上自己在日常生活中努力促进身体分泌血清素,渐渐的,
我感到疲倦感消失了,烦躁感也减少了,心态也日趋稳
定了。

当然不仅是咖啡,所有咖啡因含量较高的饮品,虽然
可以适当地用来提神醒脑,但都不要盲目摄取。可以在早
上醒来后喝一杯,除此之外,下午13~14点之间人体受生
物钟影响特别容易犯困,这时也可以喝一杯(见表4-2)。

表4-2　富含咖啡因的饮品

| 玉露 | 160mg※ |
|------|--------|
| 功能性饮料 | 50~70mg |
| 咖啡 | 60mg |
| 红茶 | 30mg |
| 煎茶 | 20mg |
| 焙茶 | 20mg |
| 乌龙茶 | 20mg |
| 可乐 | 10mg |
| 可可 | 8mg |

喝咖啡因饮品时

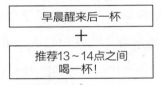

※每100ml饮品中的咖啡因含量

来源：文部科学省"日本食品标准成分表2015年版（第七次修订）"。

　　但傍晚以后就不要再喝这类饮品了。据说咖啡因的功效会持续5~7个小时，但每个人的咖啡因耐受度不同，有的人可能会持续10个小时。所以，导致自己"无法入睡""中途易醒"或"睡眠变浅"的罪魁祸首，极有可能是那些自己每天都爱喝的饮品。

　　所以从入睡时刻去倒推，我们下午14点之后就不应该再摄入咖啡因饮品了。

我自从戒了咖啡，一般晚上九、十点左右就犯困了，夜间睡得沉，疲劳也自然容易得到缓解。

现在想来，以前我能熬夜到很晚应该是受咖啡里的咖啡因的影响，而现在的我终于可以堂堂正正地早睡了——告诉家人、朋友们"我晚上九点就犯困了，有时十点就睡着了呢"。

虽说如此，可能有些人即便想晚上早早睡觉，但因为有工作在身，没法做到。一定有很多人每天在喝着功能性饮料和睡意做斗争吧。

我以前做编辑时，十多年来每月也都是靠着功能性饮料强撑过来的。那时每月总有 1~2 次的通宵工作，而每天只睡 2~3 个小时的"伪通宵日"则更多，当时的我还觉得这样的生活节奏是理所当然的。于是，"怎样赶走倦意，一直保持清醒不睡觉，同时还能精神百倍"成了我的当务之急，我能做的只有每天在繁忙的工作间隙里大量摄入功能性饮料。

但是，趁着写这本书的契机，我调查了一遍便利店里卖的功能性饮料的具体成分，发现能让我们感到"精神瞬间振作起来"的秘密正是咖啡因。那个小小的玻璃瓶<sup>⊖</sup>里

---

⊖ 日本的功能性饮料为了防止日光直射导致饮料中部分成分失活，大多是容量在 100ml 左右的小玻璃瓶包装。——译者注

竟然装着相当于一整杯咖啡的咖啡因，不仅如此，功能性饮料中通常含有大量的砂糖和添加物，由此我也得出了少喝为妙的结论。现在想想仍觉得后怕，毕竟当时我一个月会喝好多瓶这类饮料。

那么，当我们特别想消除困意，提神醒脑时又该怎么办呢？这种时候我会用"薄荷油"（个人喜欢用北海道的北见薄荷通商公司的薄荷油）。用指尖蘸取适量薄荷油，将其点涂在两颊颧骨附近，那种嗖嗖的爽快感比起虎标万金油有过之而无不及，自然而然的，我的眼睛清亮了，精神也随之振奋了起来。请大家在公司办公桌和家里抽屉中都备上一份以应对紧要时刻吧。

## 想吃零食的时候不妨来点"乳清蛋白"

下午过半，有些饿了，一定有很多人会伸手拿零食吃。我以前也是一样的。

这些零食多是含有大量碳水化合物或糖分的油炸类点心或曲奇饼干，吃了以后会使血糖值上升，让人疲倦犯困，傍晚的工作效率也会大幅降低。

现在似乎还有很多人打着"脑力劳动需要补充糖分"的幌子堂而皇之地想在工作时吃甜食，这个理论其实是完全不对的。类似于过去农业生产的体力劳动工作则另当别论，单就脑力劳动而言，是不会导致人体糖分不足的，反倒是血糖值上升带来的负面作用更大。也就是说，零食中的糖分有害健康。

大家一般只是因为习惯成自然了才会"想吃零食"。其实身体上完全不需要，只是心理上习惯性地想吃些东西而已。期待高效工作的商务人士们，请不要再吃零食了。如果实在饿得厉害，那就喝点乳清蛋白吧。市面上有很多口味的乳清蛋白饮品在售，你可以根据当天的心情换着口味喝，完全不会腻。乳清蛋白的好处在于，在给人带来一定程度饱腹感的同时，不会让人犯困或疲倦。

那收到别人好心送来的点心时我们又该如何是好呢？别人出差时带回了一些当地特产，一番好意总要收下吧。

这种时候就请认真好好享用吧。但对着电脑一边工作一边吃的这种不走心的方法必须严禁。可以给认真工作的自己来一个"奖励仪式"：搭配一份饮品配点心，细细品尝吧。提高这类"仪式感"有助于消除压力，也可以起到防止暴饮暴食的效果。但千万不要选择那些含糖量很高的饮料，如果搭配的是诸如果汁或甜味罐装咖啡之类的饮品，再加上点心里所含的糖分，身体会受到双重打击，之后的工作效率可就要一落千丈了。

## 利用"乳清蛋白"轻松补充蛋白质

我在前文中提到"想吃零食的时候就喝点乳清蛋白",事实上,想要轻松补充蛋白质,乳清蛋白是非常方便的产品。

根据厚生劳动省<sup>⊖</sup>规定,成年人(18~64岁)每天的膳食蛋白质推荐摄入量(2020年版)为,男性65克,女性50克。

但营养专家们却表示人们应该摄入更多的蛋白质,因为人体的肌肉、内脏、血管、毛发以及皮肤都是由蛋白质构成的。

我个人非常认同精神科医生藤川德美博士提倡的方法,平日里自己也在下意识地多补充蛋白质,确确实实感受到身体状况改善了很多。

让我感到惊讶的是自从增加了蛋白质的摄入量之后,我反而不太想吃以前最爱的甜食了。据说当人体必需的营养素摄入不足时,我们就会想吃含糖分的食物,看来的确如此。

不过,仅仅靠从一日三餐中摄取充足的蛋白质并非易事。

---

⊖ 日本中央省厅之一,主要负责医疗卫生和社会保障。
——译者注

在这里，我希望大家不要混淆的是：65 克的肉类或鱼类，并不简单等同于 65 克蛋白质。

我们需要吃下 450 克左右的肉类才能摄入 65 克的蛋白质。由于我们平常大多以拉面或盖浇饭等碳水化合物类食物为主要营养来源，在此基础上，要想每天再吃下 450 克的肉，实在是不太现实。

这时候就轮到乳清蛋白大显身手了。

前文中提到，我会为自己的"好状态午餐"选择乳清蛋白。当我略感饥饿时，也常常爱喝乳清蛋白。

顺带提一下，蛋白粉大致可以分为 3 种，源自牛奶的乳清蛋白和酪蛋白，以及源自大豆的大豆蛋白。

其中，乳清蛋白的特征是卡路里低，营养价值高且吸收速度快。

我推荐的饮用方法是用牛奶、杏仁奶或无糖酸奶来冲拌乳清蛋白。当然你也可以根据自身的身体状况来灵活调整，比如减肥期间只用白开水来调兑等。

非常推荐大家在工作场所准备几瓶口味各异的蛋白粉和一个摇杯，当然，最好再准备一块清洁摇杯用的洗碗海绵和一条擦干摇杯用的抹布，这样收拾起来会更干净方便，也更容易帮助我们养成喝蛋白粉的习惯。

日常生活中，感冒是让我们感到身体不适的主要原因之一。

　　而事实上，自然杀伤细胞和巨噬细胞等人体免疫细胞都需要蛋白质才能合成。蛋白质不足，人体的免疫功能就会降低，因此在这里我再强调一遍，摄取充足的蛋白质对所有人来说都是保持健康的大前提。

## 通过日光浴和保健品来补充提高免疫力的"维生素 D"

　　在日本，大家普遍关注的是维生素 D 有助于强健骨骼这一点，而在美国和德国，大家更加关注的是维生素 D 作为一种营养素，可以提高人体整体免疫力。

　　维生素 D 可以强效调节人体免疫系统，提高人体免疫力。

　　当阳光中的"UV－B"照射到皮肤上时，人体可以合成维生素 D。但"UV－B"会引起肌肤老化，导致皮肤产生斑点或皱纹，同时它也是导致皮肤癌的原因之一。现如今，人们往往过于强调"UV－B"的负面效果，却忽略了它能够帮助人体合成维生素 D 这一优异功效。

　　若想通过皮肤合成维持健康所必需的维生素 D，在盛夏阳光灿烂的日子里，人们需要在 10～14 点之间每天晒15 分钟左右的太阳（阳光过于强烈时请自行适当调整时间，防止中暑）。但这是在一年中阳光最强的季节和阳光最强的时间段中我们所需的日光浴时长，在此之外的季节每天则必须晒 30 分钟太阳（在冬天的札幌则需要晒 1 个小时左右）。另外，"UV－B"不能穿透玻璃，因此，在车内或建筑物内隔着窗玻璃晒太阳是无法合成维生素 D 的。

正是基于以上理由，我推荐大家每天尽量去外面向阳处走走，晒晒太阳。

而现代人大多以在室内办公为主，并且不喜欢被太阳晒伤，所以普遍维生素 D 不足。

日常生活中，防晒霜我只涂脸部和脖子，其他部位一般不涂。在最难晒到充足阳光的冬天，脖子上我也不涂。同时白天我会尽量不戴围巾和手套，露出一部分肌肤直接照到阳光。

盛夏时节我偶尔会见到一些女性为了防止被晒伤，浑身上下武装整齐，不仅双手双腿穿上了黑色的类似于护膝护腕的防护用品，还戴上了帽子和墨镜。每当这时我都不禁出于好意地为她们担心，会不会因为维生素 D 不足而导致骨质变脆弱，免疫力下降呢？

某项研究证明，那些由于宗教原因裹上头巾，同时将全部肌肤都用布覆盖住的中东女性，2032 人中有 60% 的人们体内维生素 D 浓度在 12ng/ml 以下。这在日本相当于"维生素 D 缺乏症"的数值，这样低的维生素 D 浓度可能会带来骨质疏松症、骨折、骨软化症、佝偻病和蛀牙以及肌肉力量低下等风险。

因为我并不了解她们包括日常饮食在内的生活习惯，因此也无法断言"仅仅因皮肤未晒到太阳就会导致维生素D缺乏症"。但我认为从这些数据中我们至少了解到，我们在白天还是需要露出部分肌肤晒晒太阳的。

另外，想要合成维生素D，我推荐大家同时积极摄入鲑鱼、青花鱼、金枪鱼等脂肪含量较高的鱼类以及各种菌类食物。

厚生劳动省规定，成年人每日应通过食物摄取340IU（8.5μg）的维生素D，但这个数值的前提是人体每天晒到了一定时间的太阳。因此我感觉在日常生活中，摄取这个量的维生素D还是不够的。

所以，慎重起见，我同时也通过保健品来补充维生素D。厚生劳动省"有关介绍推广整合医疗的推进事业"的"整合医疗"官网信息显示，维生素D保健品每天的安全摄入量上限为4000IU（100μg）。因此我在公司产业医生<sup>○</sup>的推荐下，每天服用2粒含量2000IU（50μg）的维生素

---

○ 产业医生指的是在企业担任职工健康管理的专职医生。按照日本《劳动安全卫生法》第十三条的规定，凡是固定聘用50名职工以上的企业必须配备产业医生。产业医生的工作职责为：组织职工的健康检查，从事卫生教育活动，进行职场影响健康的原因调查并向工厂负责人提出保健建议，包括日常职场巡视在内。——译者注

D－3软胶囊。

其结果，不可思议的是，从那以后我再也没感冒过。

我原本属于很容易感冒的那类人，每隔 2～3 个月一定会感冒一次。

但为了防止身体维生素 D 不足，我连续服用了 3 个月的保健品，在那期间我竟然一次都没有感冒。不仅如此，直到现在，已经 3 年多了，我都没有再感冒过。

当然，不只是感冒，身体上的各类不适都会降低我们的睡眠质量。睡眠质量下降，身体得不到充分休息，症状自然也难以得到改善，如此这般就会陷入负向螺旋效应。当然，工作效率也会随之急剧降低。

维生素 D 不仅可以强健骨骼，提高免疫力，还有很多其他值得期待的效果，因此受到了专家们的广泛研究。

例如它可以预防呼吸系统疾病、自身免疫性疾病、癌症、糖尿病、老年认知障碍症（失智症）以及抑郁症等。

如果我们现代人对此没什么意识，盲目地生活下去，最终肯定会导致人体缺乏维生素 D。因此请保持警惕，研究一下怎样给自己补充维生素 D 吧。

## "1 个小时休息 1 次"可以让我们远离疲劳

现代商务人士大多容易感到疲劳，同时，也有越来越多的人开始受到睡眠障碍的困扰。虽然"动得太多"带来的疲劳有助于睡眠，但困扰大部分人的则是"总也不动"带来的疲劳。

面对电脑伏案工作时我们常常不得不久坐不动，"总也不动"导致的疲劳就会在我们体内慢慢积聚。

工作时的理想坐姿本应是骨盆、上半身以及头部处于挺拔向上的状态，让我们在脑海中想象一下坐禅时的姿势就容易理解了。

但面前摆着台电脑时，人们总是容易不由自主地耸肩，同时上身前倾，这样会导致卷肩及头部前探。尤其在使用笔记本电脑时，由于屏幕位置比较低，我们的头部更容易不自觉地向下向前探，给身体带来很大负担。头部越往前，越容易导致脖颈前倾。而整体坐姿不正确，骨盆也容易后倾。

长时间保持这种不自然的姿势，身体会逐渐僵化，血液循环也会变差。相应的，血液循环不好会导致体内代谢终产物积聚，氧气也无法输送至全身，导致大脑运转效果和身体状态都会变差。

这就是导致以文书工作为主的商务人士们感到疲劳的主要原因。

在这种疲劳状态下即使躺在床上休息，身体也是僵硬的，尤其是脖子、肩膀和手腕等部位会感到僵硬沉重，让人不舒服，难以入睡。

所以我希望大家每隔 1 个小时休息 1 次，活动活动身体。

大家并不需要做很正式的运动。重要的是回想一下工作时你的身体保持着怎样的姿势，接着我们向完全相反的方向去拉伸你的身体就可以了。

- 头颈前倾→将头颈向后方及左右拉伸
- 驼背卷肩→打开并舒展胸部
- 身体蜷缩→朝向天花板大幅伸展全身

重要的是，我们需要在感到身体僵硬之前，频繁多次地进行这类拉伸。

比起每 3 个小时花 15 分钟拉伸一次，每 1 个小时花 1 分钟拉伸一次更有效。而且，不要总坐在位子上，经常站起来四处走动一下，这点也非常重要。

我们在集中精力工作时往往感到 1 个小时一会儿就过去了，所以请提前设好闹钟，按时提醒自己。

另外，用电脑办公时，请调整椅子的高度，让肘关节自然呈 90 度左右（见图 4 - 1）。

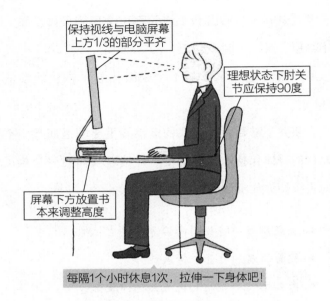

保持视线与电脑屏幕
上方1/3的部分平齐

理想状态下肘关
节应保持90度

屏幕下方放置书
本来调整高度

每隔1个小时休息1次，拉伸一下身体吧！

图 4-1　理想坐姿

来源：富岛一隆、友广隆行所著的《1 日 1 分钟拉伸》（综合法令出版社）。

　　当电脑屏幕处于较低位置时，我们的头颈容易向前倾，所以请将显示屏放在比桌面稍高的位置。

　　而对于那些无法调节高度的笔记本电脑，我们可以在电脑下方垫上书本等有厚度的物品来调整屏幕高度，再单买一个外接键盘配套使用就可以了。

## 播放一点"自然音"就可以缓解疲劳

　　当我们实际感受到疲劳时，身心已经受到的影响比我们想象中的要大得多，事实上要想从这种疲劳的状态中恢复相当困难。

因此，我在感到疲劳之前，例如在 15 ~ 16 点之间，会频繁地实践之前提到过的散步和呼吸法，促进身体分泌血清素，通过这样做帮助身体恢复活力，使我的体力和脑力一直到夜间都能保持在较高水平。

另外，前文中提到的名为"催产素"的激素。大家一定都还记得吧，如果体内催产素增加了，血清素也会增加。

催产素是当我们对他人抱有好感时，身体会大量分泌的一种"爱的激素"。所以，休息时和关系亲密的同事聊些无关紧要的话题有助于自己从疲劳中恢复。身体分泌催产素不仅能帮助我们解压，还能活化血清素神经，让整个人都变得开朗乐观起来。

但是，当我们感到心情愉悦的时长低于 5 分钟时，我们的身体是无法分泌催产素的。所以，三言两语是没用的，如果你所处的环境没法让你持续聊天 5 分钟以上的话，那么还是积极将午餐时间活用起来吧。

另外，在我们感到"舒适"时身体会分泌催产素，所以我推荐大家在休息时听听自己喜欢的音乐。听音乐时 5 分钟转瞬即逝，在这期间身体会分泌催产素，血清素也会增加，我们也就能渐渐恢复活力。

这种情况下，我们对音乐的种类不作要求，但相对来说，比起让人兴奋激动的摇滚乐，能够让我们的内心平静下来的、舒缓安静的音乐会更好。

日本声音疗愈协会<sup>○</sup>的喜田圭一郎理事长告诉我们，在一项让植物"聆听"各类音乐的相关实验中他们发现，那些"听"自然音的植物最为长寿，其次是"听"古典音乐的，而最早枯萎的是那些"听"摇滚乐的植物。可见，"自然音"所蕴含的力量之强大。

该协会与筑波大学的几个研究小组合作发表的论文中提及了"聆听自然音给体内催产素/皮质醇浓度以及心率变异性带来的影响"。

该论文表示，让被试聆听屋久岛或夏威夷考艾岛的流水瀑布的声音 10 分钟后，他们体内的催产素和血清素就增加了，同时，压力激素皮质醇则减少了。

有趣的是，在这个实验中，让被试带上隔音耳塞，再加戴一副降噪耳机，也就是在确保他们听不见任何声音的情况下给他们播放自然音时，被试体内的催产素仍然发生

---

○ 该协会旨在通过声音疗愈我们的身心，使之与大自然达到和谐与统一。——译者注

了增加。

或许是皮肤"感受"到了音乐吧。皮肤科学研究的先驱者——传田光洋博士也曾提及,"皮肤是人体第三脑"。

我曾拜访过上述声音疗愈协会,让我感到不可思议的是,在我打开协会大门的瞬间,全身每一个细胞都感到了喜悦。总而言之,我的心情变得非常愉快,全身都感到了舒缓和放松。

那里生长着的每一种植物,叶片都肥厚光泽,充满了生命力,欣欣向荣,这种情形以前我从未见过。据说秘密就在于这里 24 小时持续播放着自然音。我对此深受感动,因此现在在办公室里,我也会试验性地播放一些自然音,并且亲身体会到这一举措确实能让我感到内心平静,不易疲劳。

我们的心灵和身体是充满奇迹的,也是敏感纤细的,因此当我们感到疲劳后再进行应对就有些为时已晚。但所幸的是,我相信本书的读者们都拥有足够的智慧来借助血清素和催产素的力量。

为了能将好状态保持到晚上,平时请下意识地增加体内血清素和催产素的分泌,采取各种方法缓解疲劳吧。

专栏4

## 通过远离电子产品的"数码排毒"
## 收获高品质睡眠

在前文我曾提到"不要把手机带进卧室"。

天黑之后接触蓝光会降低帮助我们进入深度睡眠的褪黑素的分泌，给我们带来诸如"难以入眠""总感觉睡得不沉"等负面影响。

更何况睡前看手机不仅降低褪黑素分泌，而且会让大脑处于兴奋状态，降低睡眠品质，给我们的睡眠带来双重打击。所以天黑以后请尽量不要使用手机或电脑等电子产品。

而且一整天都玩手机，会带来视力低下、肩周炎、情绪烦躁等一系列身体不适症状。但不管我们怎么谆谆告诫，街头仍四处可见无数沉迷于手机的人们。

可以说，现代人的大脑不仅被手机，也被电脑和游戏机等数码设备控制了，只要自己不主动夺回控制权，就无法收获原本属于我们的高品质睡眠和充分的睡眠时间。

那我们何不下定决心来一场"数码排毒"呢？

尝试一下以下内容如何？

①邮件不要秒回，邮件交流1天至多3次

秒回邮件看似标榜了自己应对工作速度快，但事实上只不过是在被对方的优先事项牵着走而已。越早回邮件，对方也回得越快，最终你就会陷入总被"回邮"追着跑的境地。

而且，如果真的是要紧急回复的内容，对方应该会选择打电话。既然选择了发邮件，那就说明事情也没那么急，更何况，那些没有明确标出回信时限的邮件就更不用急着去应对了。

不列颠哥伦比亚大学 2014 年进行的研究表明，将每天确认邮箱的次数限制在 3 次以内的人们，压力会大幅降低。

而且，回邮封数和往常无异，所需时间却减少了20%。也就是说，限制回邮次数，工作效率反而会提高。

②删除社交类 App

我有段时间也曾深陷 SNS<sup>○</sup>，而现在，除非工作上需要用 SNS 发布信息，我已经不再通过朋友圈里互相点赞来寻找存在感了。

相反，我开始和那些想见的人们，那些自己喜爱的人们直接约定时间，私下见面。如此一来，我的内心慢慢变得平和笃定，感受到充实喜悦的时间也多了起来。就目前而言，我私下见到的朋友还不多，我也

○ SNS 是 Social Network Software（社交网络软件）的首字母缩写。——译者注

正在考虑今后再实际多见一些朋友。

同时，我还删除了很多网络新闻等信息类 App。单方面接收海量外部息让我的心中总是充满了对人生的不安和不满，连"对自己而言，什么才是最重要的"都不得而知了。我预感到再这样下去，自己不仅没法成为"实干家"，反而会变成华而不实的"批评家"，根本无法从容面对自己重要的人生之路。

同时，脑海中经常充斥着诸多信息，塞满了"必须去决断（但其实根本没那么重要)"的事情，这本身也在不知不觉中给我带来了紧张和压力。

③关掉 Wi-Fi

关于这一点，我自己也实际尝试了下，发现生活中没有 Wi-Fi 也完全没问题。

现如今，不管是公共场合还是家里都有 Wi-Fi。正因为哪都有 Wi-Fi，所以一不留神就会自动连上了，但虽说是连上了 Wi-Fi，我们一般也只是做些可有可无之事而已。所以，主动把 Wi-Fi 关掉，不做那些"可有可无之事"，自然而然的，自己能掌控的时间就增加了。

"啊不！没有一天 24 小时的联网环境那就糟糕了。"

我预感到会有人这么说，但请放心，一点也不会糟糕的。这么说吧，对于绩效至上的商务人士而言，一意孤行，不惜以降低睡眠时间和品质的代价来换取上网时间才是真正糟糕的事。

如果需要使用 Wi-Fi，那就只在有需要的时候连接就行了。

# 第 5 章

如何度过"夜晚时光"
让疲劳不过夜

## 晚上不把照明调暗，白天的努力便是白费

正如我反复强调的那样，白天分泌的血清素，到傍晚以后就会转变成一种叫作褪黑素的睡眠激素。

但是，这也要看夜晚时间段照明的亮度，褪黑素的分泌可能会因为亮度而大打折扣。

一般日本家庭的照明是 200~500 勒克斯。有研究报告称，照到眼睛视网膜上的光亮如果超过 500 勒克斯，褪黑素的分泌就会被抑制。

甚至有数据表明，即便是看到 200~300 勒克斯程度的光亮，褪黑素的分泌也会减少。这说明在一般家庭正常照明的环境下，只要晚上在家里待着，褪黑素的分泌就会减少。

因此，夜晚的卧室亮度自然不必多说，客厅、厨房、浴室也不宜过亮。

另外，不光是明亮度，照明的"色彩"对睡眠也有影响。

市场上买的电灯泡、荧光灯管通常有三种色调，"日光色（最白）""中性白色（中性白）"和"暖白色（带点桔色）"。

白天工作的时候，为了能够看得清楚，"日光色"比较受欢迎，很多办公室里面使用的就是这个颜色的 LED 灯、荧光灯。

但是，晚上在家休闲放松的时候，还是推荐使用比较温暖的"暖白色"。

话虽如此，比起 100 勒克斯的暖白色，还是 40 勒克斯的日光色更好一些。晚上还是能暗一点就暗一点。请大家参考以下给出的条件，研究到底应该选择什么样的色调及什么样的亮度。

理想的状态是，像宾馆或酒吧一样，使用那种桔色系的灯光，只有一点点光亮，感觉很好。

也可以参考欧美人生活中的室内照明。

欧美人比日本人瞳孔的颜色要浅，对光亮会感到格外刺眼，所以他们家中的照明会设计得比较暗一些。日本人习惯了明亮的房间，一开始见到欧美人的房间会感到困惑，但实际上对于日本人来说，这样的亮度就足够了。

早上再怎么亮堂都没关系。盥洗室因为刮胡子、化妆等用途也是有必要亮堂一些的。

但是，夜晚也延续这样的亮度就不行了。如果洗澡的时候在亮堂的盥洗室脱衣服、吹头发之类的，就有可能导致褪黑素分泌急剧减少。

同样的场所，在早上和晚上，最好想办法让照明亮度可以改变。

- 如果两处都有电灯，那么晚上请只开一处
- 如果本来就觉得太亮了，那么请试着换成瓦数小一点的灯泡
- 晚上活用另外的间接照明

如今 LED 灯管已经普及，市面上也推出了很多亮度和色调都可以调整的照明器具。如果采取这种照明器具，那么就可以轻而易举地做到亮度调整，早上营造白色的明亮的空间，夜晚营造桔色系的昏暗的空间。

我们家原本使用的是亮度比较低的，差不多 60 型号的（灯管上印有 "54W" 之类的，接近 60W 的数字）暖白色的 LED 灯。

几年前，我下定决心进行了改装，将客厅、餐厅、厨房、卧室、盥洗室、浴室、厕所间等所有夜晚会使用到的区域的照明，全部换成了可以调节光亮的照明器具。

这项改装工程只需花费数万日元（1 万日元约为 600 人民币），使夜晚可以在最昏暗的照明下度过。同样一个家，却感觉仿佛变成了另外一个空间，十分新鲜。

把照明的亮度降下来之后，我在夜晚的放松程度、内心的丰富程度、幸福感等，都直线攀升。因此，每天的心情都变成了想要早点回家，甚至懊悔怎么没有早点做这件事。至于睡眠，可能是因为褪黑素不容易减少了，感觉入睡也越来越快了。

如此，家里的光亮是可以调整的。不过，外面街道的光亮却是没法调整的。

广告牌、霓虹灯、信号灯、车灯……无数的灯光都在影响你的睡眠状态。尽可能注意不要直视这些灯光。

特别是在市中心生活的话，哪怕仅仅是去便利店买个东西，也会沐浴到很多的灯光。如果你身处这种环境，晚上最好戴上太阳镜哦！是的，晚上才更要戴。

## 如何做到睡前两小时不进食

众所周知，晚饭后立刻就寝的话，身体会因为消化活动而睡眠变浅。

而且，如果临到就寝前还在吃晚饭的话，胃肠运动会一直持续，后文将要提到的深部体温也无法下降。深部体温不下降，就没法睡得好。

要想睡得熟，有必要在晚饭结束和就寝时间之间至少空出 2 个小时，可能的话最好空出 3 个小时。

而且，晚饭吃得晚，发胖的可能性也会变大。一种帮助调节生物钟，名为 BMAL1（昼夜节律基因）的蛋白质在 22 点至凌晨 2 点期间分泌最旺盛，这段时间身体最容易囤积脂肪，因此太晚吃下去的食物会更容易变成大量脂肪积蓄在体内。

也就是说，即便是蔬菜，这个时间段里面也最好不要吃。

如果晚饭不得不拖到很晚，请用"将晚饭分成两次吃"的方法应对。也就是说，傍晚的时候先吃点饭团、煮鸡蛋等很容易饱腹的食物，让肚子不至于太空，这样就能防止就寝前吃太多。

若想考虑睡眠质量、工作效率的话，工作日"如何在较早的时间段摄取营养均衡的晚餐"，将成为制胜的关键。

比方说，通常在 23 点入睡的人，如果希望自己最晚能够在 21 点之前结束晚餐，那么比较理想的时间就是在 20 点左右开始营养均衡的丰盛晚餐。

然而，从到家的时间来看，这样一来根本没法悠闲地准备晚餐。但是我们也不能因此就买一点速食食品敷衍了事。打造我们身体的，正是我们每天的饮食。既然是考虑工作的效率，那么饮食的内容也不可小觑。

而且，晚饭正是想要补充一天忙碌下来身体所缺乏的营养元素（早饭和中饭未摄取的营养成分）的时候。

那么，在没时间的情况下，该如何做出营养均衡的规整膳食呢？

作为一个晚餐基本上什么都得自己准备的人，我得出的结论是，要做"使用文明利器的原始人饭"。

食材要么全烤、要么全炖、要么全煮……

并且，这个操作要借助十分便利的炊具来进行。

最具代表性的就是"原始人锅"。不管什么食材，都切成合适的大小，全部放进一个锅里，倒入火锅用的汤底，放在火上煮就好了。如果使用自动炖锅，那就不用一直看着也不用担心锅烧开后汤会溢出来。

还有一个就是"原始人烧烤"。也是把各种各样的食材切好，盛到盘子里，然后用铁板一边烤一边吃。

不管哪种做法，都可以加入肉类、豆腐类、菌菇类等多种营养类型的食物，而且，正因为这些做法非常简单，我们可以享受到食材的原汁原味。

此外，这种做法使用的锅具、餐具也少，饭后收拾也简单。

多出来的食材，还可以当作第二天早上做味噌汤的食材，一点也不浪费。

如此，工作日的晚饭要优先考虑用时短和营养均衡。要贯彻一个思想，那就是"打造强健的身体""补给缺乏的营养"，至于精致的料理，工作日可以不做。

不过，在此为了维护我的名誉，我需要澄清一点，我并不讨厌做菜，所以休息日的时候，我会慢悠悠地享受花费更多时间的晚餐。

## "因为参加饮酒会而减少睡眠时间"不值得

饮酒和饮食一样，临睡前是禁止的。可能的话，最晚也要在上床前 2 个小时之前，最好在 3 个小时之前就要结束饮酒。

饮酒的量也要注意，饮酒过量酒精的作用会导致人们容易中途觉醒，睡眠质量显著下降。

过了 35 岁，我建议大家就不要再过度饮酒了。

另外，有意识地减少出席饮酒会也是个办法。

本来在晚上泡澡就需要一定的时间，如果去参加饮酒会之类的聚会，就只能牺牲睡眠时间了。

人在 20 多岁的时候，酒稍微喝多了一点，第二天也能正常工作，可是 35 岁以后就大不同了。若想保证自己身体健康、工作取得成效，减少参加饮酒会的频次，是个好办法。

如前所述，我曾经几乎陷入酒精依赖症。

那时候，我下定决心"减少喝酒"之后，首先做的一件事就是，深入思考"到底为什么别人邀请我去喝酒的时候，我总是无法拒绝"。

最后我得到的答案是，"我不喜欢在我不知道的地方发生了什么开心的事情。"也就是说，我被一种"不想被大家抛弃"的心情支配了。但是，仔细想想，如果比较介意这件事，其实事后问一问大家都发生了什么事情就好了。

仅仅是意识到了这个问题，我的不安感便减少了，我变得能够拒绝喝酒邀请了。

接着我又做了一件事，那就是尽量不跟喝酒的人一起去吃饭。

因为我本来就是爱喝酒的体质，要是有人在一旁喝酒，自己也会变得想喝。因此，我会强行让自己不要去那种场合。

哪怕是在家，我也会一个劲地想喝酒，于是我就买了整箱的强力碳酸水。想喝酒的时候就用碳酸水对付一下，或者埋头大睡。慢慢地，在家里我也能够控制自己，而且也不觉得去外面喝酒是一件多么有诱惑力的事情了。

这样一来，我的夜晚的时间就能用于有利于睡眠的事情，包括吃饭、泡澡等。于是，无论是我的身体状况还是工作效率，都获得了巨大的改善。

然而，只要是公司职员，总会有欢送会、欢迎会等很难回绝的酒局。这种时候，我建议大家索性下定决心去担任组织酒局的干事。

因为只要担任干事，日程、聚会地点、酒局耗时、开始时间等，全部都可以由自己主导决定。

要点有四项。

①日程。尽可能安排得不影响自己的工作。考虑到参加酒局之后的恢复期，如果可能的话，聚会日尽量要选在前后两天晚上都没有什么安排的日子

②聚会地点。尽量减少路上移动时间的消耗，限定在距离公司、车站比较近的地方

③酒局耗时。为了不至于没完没了地喝下去，要选择那种限定了结束时间的套餐，比如"2个小时畅饮"之类的，把"酒局耗时"缩小到最短

④开始时间。尽可能早点开始

比方说，公司是18点下班的话，那么就设定在公司附近的酒馆，18点15分开始，20点15分解散。这样一来，参加者都没什么负担，对于那些抗拒欢送会、欢迎会的年轻人来说，也颇受欢迎。

但是，如果任由想法比较老套的人去担任干事，就会一个劲地想要推荐自己熟悉的类似于"隐蔽屋"那样的酒馆（而且还很远），还容易把时间定在"不慌不忙的19点

集合"。然后，没完没了地喝酒，不知道什么时候才能结束……这样子到底有什么问题呢？我想大家也能想到很多吧。其中最大的问题就是"睡眠时间要变短了"。

在如此效率低下的饮酒会发生之前，最好还是你自己主动承担干事的任务，掌控全局吧。

此外，正如本书已经稍微提及的那样，如果是无论如何必须要参加的饮酒会，那就丢掉那种"真麻烦"的想法吧。不管你怎么想，那段时间都已经注定被占据了。既然如此，与其抱着消极的想法徒增烦恼压力，不如考虑考虑"跟某某联络联络感情吧""跟某某部门加深一下感情吧"，诸如此类，带着明确的目的意识，将这段时间变成有意识地分泌催产素的时间。如果能够切实跟自己想要打交道的人度过愉快的时光，身体就会分泌催产素，就能"消解压力""提升活力"，之后踏上归途。

然后，回到家舒畅地泡个澡，带着"今天真开心"的心情上床睡觉吧。使用这个方法，即便是参加饮酒会，也能将危害控制到最小限度。

## 38 度水温泡澡 15 分钟有助于诱发睡意

一旦忙碌起来，大家可能会在不知不觉中把泡澡的时间省略掉。特别是夏天，很多人可能会选择淋浴冲一下就完事了。

但是，对于正值工作旺盛期的商务人士来说，请务必将"在浴缸里泡一泡"作为必需的仪式。因为这样做睡眠质量才能大幅提高。

而且，泡澡对消除疲劳、消解压力也都大有裨益，所以请一定要将泡澡时间安排进每天的日程中。

那么，泡澡和睡眠有什么关系呢？

让我们拥有良好睡眠质量的关键是"深部体温"。与用体温计测量的"皮肤体温"不同，深部体温指的是身体内部（大脑、内脏等）的体温。

如图5-1所示，深部体温一下降，身体、大脑就能得到放松休息，同时引发睡意。也就是说，人体进入睡眠的时候，需要"深部体温"下降。

当然，婴儿的体温本来就偏高，但是我们有时候还是会觉得婴儿的手非常暖和吧。这种时候往往是婴儿马上就要进入香甜入睡的时候。他们之所以手非常暖和，是因为热量从表面散发出来了，这时候他们的深部体温应该已经在下降了。

通常大人的体温没有婴儿那么高，所以即便是他们的深部体温在下降，也表现得不明显。但是，只要让大人的体温上升1度，其深部体温的下降幅度就会很大，就能更

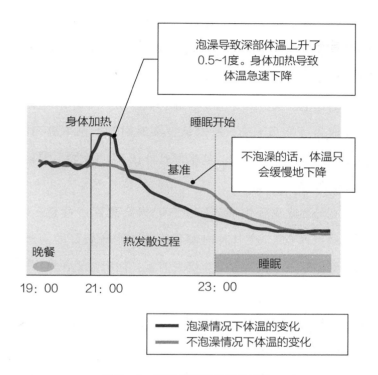

图5-1　泡澡与深部体温的变化

来源：根据日本睡眠学会所编的《睡眠学》（朝仓书店）改编。

容易入睡。因此，这时候为了创造"体温上升的状态"，泡澡便是十分有效的手段。

　　作为可以提高深部体温，而且可以放松身体的泡澡方法，日本健康开发财团温泉医学科学研究所推荐使用38～40度的热水泡澡。该研究所所长早坂信哉表示，泡澡时间建议在10～15分钟。

这样泡澡可以促进血液循环，氧气和营养可以输送到身体末端，体内老旧废弃物将被回收。只要在浴缸里泡上10～15分钟，就能有如此效果。

通过泡澡的方式上升的深部体温，在一个小时至一个半小时之后会降下来，所以从就寝时间开始倒着算一算，设定泡澡时间非常重要。如果你打算在23点就寝，那就请在22点之前结束泡澡。

在外面吃完晚饭回到家，有时候会感到"疲惫不堪，只想早点睡觉"。在这种时候我推荐一个比较好的泡澡方法。到家后放下包，立刻直接去浴室，往浴缸里放洗澡水。放洗澡水的这段时间，你可以脱下外套挂在衣架上，换好衣服，也可以打开冷气或暖气以及电视机之类的，还可以喝点东西，不知不觉洗澡水很快就放好了。

如果因为太累了便立刻坐到沙发上去，那么接下来哪怕只是去放个洗澡水都会觉得麻烦，而且时间很容易被拖延，睡觉时间也会变晚。

另外，如果使用具有"发汗""排毒"效果的泡澡剂，有可能一个半小时之后深部体温都降不下来，所以不推荐忙碌的商务人士使用。这类产品在周末等特别的放松时刻使用会更好。

我自己用过一大堆各式各样的泡澡剂，我发现，特别是如果使用那种具有提高体温效果的泡澡剂，晚上必定难以入睡或者睡眠变浅，第二天早上很容易感到疲惫。很多年我都想不明白到底是怎么回事，自从学习了泡澡方面的知识，明白了这与深部体温有关联，才终于解开了谜底。

另外，如果是泡 42 度以上的热水澡，就会刺激到交感神经，身体就会觉醒。这样一来，深部体温下降就需要花费差不多 3 个小时的时间，因此晚上是不适合这样泡澡的。不过，倒是那些早上想要充满能量的人，为了提神醒脑，可以试试用 42 度热水冲澡或泡澡，也许会有不错的效果。

泡澡前后，分别喝上 1 杯水。据说，即便是寒冷的冬天，泡澡也会导致大约 800ml 的水分从体内丧失。

## "特别疲惫的日子"请毫不犹豫地早睡 30 分钟

即便我们已经十分重视饮食、泡澡以及制造血清素，提高睡眠质量，然而只要置身严苛的职场，有时候还是会感到筋疲力尽。

感到特别疲惫的时候，重要的是不要让疲惫过夜，当天就让体力恢复过来。如果想着"周末再好好休息吧"，那么周末之前的这几天，工作表现一定会大打折扣。

另外，感到特别疲惫的时候，工作应该也是堆积如山的时候，如果在状态很差的情况下去应对工作，工作肯定也做不顺利。与其盲目蛮干，不如首先把精力放在恢复状态这件事上，才能有好的工作成效。

那么，我们应该如何调整状态呢？

像我的话，感到特别疲惫的日子，我会在 18 点下班时间一到，就赶紧离开公司。然后在 19 点之前结束晚餐。当然，回家做饭是来不及了，所以我会在下班路上吃点容易消化的荞麦面之类的，吃到八分饱再回家。

到家以后，放下包，径直跑去浴室，往浴缸里面放洗澡水。然后，趁着放洗澡水的时候换换衣服、做做第二天的准备。等到洗澡水放好，在 38 ~ 40 度的热水里面泡上 10 ~ 15 分钟。洗完澡之后优哉游哉地度过 1 个小时，然后比平时早 1 ~ 2 个小时睡下。

如此，第二天早上就会感到疲惫感不见了，肠胃也变得轻松了。

你也试试看吧，如果感觉身体状况不是很好，就想办法比平时早点睡觉，哪怕早睡 30 分钟也是好的。

忙碌的时候、压力大的时候，如果仅仅是跟平时一样的时间点睡觉，疲劳感是很难消退的。但是，如果因此调整闹钟，推迟起床时间，睡到尽可能晚，那么本书第 3 章介绍过的十分重要的早晨仪式就没法完成了，那样子会导致一天的状态都崩塌了。

而且，对于正值工作旺盛期的商务人士来说，即便是睡眠负债偿还掉了一次，只要稍不注意，很快就会又欠下新的睡眠负债。一定要养成良好的习惯，哪怕是感到一点点疲劳或者不舒服，就要比平日早 30 分钟左右上床睡觉，自觉地调整自己的身体状态。

## "夜晚的团聚"让一天在幸福的氛围中结束

正如本书第 2 章已经说过的那样，工作日的晚上，能够用于自己的时间是十分有限的。

晚饭吃好，泡个澡，剩下的时间大概只有 1 个小时左右。如此宝贵的时间我们该怎么度过呢？

这时候，如果摆弄摆弄手机，玩玩游戏，沐浴在电子产品的蓝光中，或者是进行肌肉锻炼之类的剧烈运动，那么白天的努力将付诸东流。

由于看书也是在明亮的光线下进行的，所以我也不怎么推荐。特别是看推理小说之类的，很容易使人在意接下来会发生什么，导致大脑兴奋。

为了有一个良好的睡眠，我们最好还是做一些能让人静下心来的事情。

如果白天产生了一些负面情绪，比如担心、不安、懊悔、悲伤等，又或者工作太辛苦、脑袋都快炸了，那么回家的路上就可以使用"三呼一吸法"呼吸，回到家的时候，那些"闷闷不乐""头胀欲裂"的感觉就会烟消云散，心情和大脑都获得了重置。我总想尽快地切换心情，所以不光是上班路上，回家路上也会使用"三呼一吸法"。

另外，还有一件事希望大家不管什么时候都要去做，那就是晚上尽量让身体分泌催产素。

如果是和家人同住，晚上一定要有家人团聚的时刻。

和推心置腹的家人在一起放松地度过夜晚时光，催产素就会增加。

而且，那样的时刻，并非一定要说话。

催产素是一种能够提高血清素分泌的亲密激素。所以，只要身体分泌催产素，一天的最后时光就可以在幸福的气氛中度过。而且它可以作用于压力中枢，消除焦躁不安的情绪，让我们平静下来。

如果你和家人的关系不太和谐，那么可以做一些修复关系的努力，或者是担负起责任来养养猫狗之类的宠物，在夜晚的时候去逗逗它们。

一个人独居的话，也可以打电话给家人或朋友。如果是不喜欢和人打交道的人，建议养个宠物来陪你玩耍。

只要跟喜欢的人或者是宠物交流 5 分钟以上，身体就会分泌催产素。这种交流可以不是面对面的，打电话也可以，但是，发邮件或发消息之类的并不能促进催产素的分泌，请大家要注意这一点。

不管是哪种方式，请一定要在夜晚唤起内心"喜爱"的情绪。如今这个时代，若想维持精神健康，使用催产素的力量可以说是一种科学的方法。我自从拥有了这样的时刻，身心都变得轻松了许多。

## 睡前通过"鳄鱼扭转式"让全身放松

我曾经为了减肥，晚餐后在小区周边拼命跑步。因为还抱有"累了就能睡好了"的想法，所以会拼命跑。可是，没想到反而陷入难以入睡、睡眠浅、疲劳难以消除的状态。

现在想来，这是理所当然的事情。睡前进行高强度运动会导致交感神经处于优势地位，从而降低了睡眠质量。

而且，因为我住在市区，我跑步的路线是像白天一样明亮的地方。餐饮店、便利店的招牌，车子的灯光、信号灯等各种照明，无论如何都会进入视野，褪黑素分泌也减少了。加之剧烈运动，在双重恶劣的影响下，导致我的身体完全觉醒了。

顺便说一句，并非夜晚运动这件事本身有什么不对。由于我工作一直要用电脑，身体很容易变得僵硬，为了让身体放松，也会一周去两次健身房，进行一些肌肉锻炼或有氧运动。只是，这类运动最好是在就寝前 3 个小时之前结束。

然后，就寝前只要进行一些放松全身的拉伸运动就可以了。

泡完澡，身体血液循环变好了，趁着这个时候让疲惫僵硬的身体放松一下吧。

我推荐的是一个基于瑜伽"鳄鱼扭转式"的十分简单的拉伸运动（见图 5 - 2）。做法是首先在床上躺下来，进行鼻式呼吸，仰卧着双臂向两侧自然展开，单膝抬起，弯曲膝盖。

接下来，将抬起的膝盖向反方向倒下，脸部朝向与抬起的膝盖相反的方向。

如此，背部和腰部就会得到扭转，血液循环变好的同时，身体的紧张得到舒缓。保持这个姿势 10 秒钟，你也可以继续这个动作一直到你觉得"感觉真好啊"。呼吸的话要一边有意识地吐气，一边慢慢地进行。这个鳄鱼扭转式可以左右侧交错进行。

如果单膝弯曲抬起有点困难，那就双膝弯曲扭转也可以。

要点 ▶ 脸部朝向与膝盖倒下去的方向相反

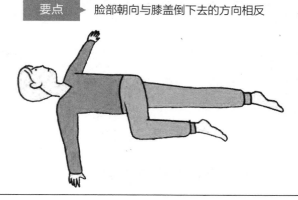

做法

①仰卧，双臂向两侧自然展开，单膝抬起，弯曲膝盖

②将抬起的膝盖朝向相反方向倒下去，脸部朝向与抬起的膝
盖相反方向保持10秒

③另一侧重复上述扭转动作

※很困的时候只要每个姿势保持几秒就可以了！

要点 最好是一边慢慢地深呼吸一边做这个动作！
背部被扭转，这样血液循环就会变得更畅快

图5-2 鳄鱼扭转式

不管选择哪种姿势，尽量保持两肩不要耸起，这样拉
伸效果才会更好。

当然，你的动作不需要那么完美。身体比较僵硬的男
性，可能一开始做这个动作会完全做错。但是，哪怕是
"动作还原"，也会有一定的效果，而且做着做着身体就会
变得柔软。

如果感觉到"好舒服啊"，然后就那样睡着了，那就最好不过了。

为了提高睡眠质量，我尝试了很多动作。其中最简单而且效果最好的就是"鳄鱼扭转式"，所以我每天晚上都会做这个动作。

## 上了床还是睡不着时必备的"应对方法"

关于睡前时间如何度过，我已经十分详细地给大家传达了。但是，我想有时候也有可能出现一旦准备睡了却又睡不着的情况。

全日本为之雀跃的橄榄球世界杯比赛首战之际，田村优选手说："太紧张了好几天都没怎么睡好"。花样滑冰全日本选手权大赛自由滑的前一天，纪平梨花选手也表示"根本没睡着"。

就连他们这样经验丰富的一流运动员，想到"必须要睡着……"也会睡不着。不对，应该说是越想要睡着就越睡不着。

有点失眠症的人，每天就是这种状态吧。"昨天也没睡好，前天也没睡好，所以今天我一定要睡好"——这么想的话，反而会把自己逼急了，所以我们有必要从"必须要睡觉"的状态中解脱出来。

首先，请你"在感到困意之前不要上床"。

如果明明感到犯困了，上了床，然而过了 20 分钟都还睡不着，那就从床上起来一下吧。

如果入睡花费较多时间，心情就会变得焦虑，会更加睡不着。而且，有研究表明，入睡花费时间越久，睡眠就会越浅。

那么，从床上爬起来做些什么呢？如果屡屡睡不着，那就应该从平时做好准备，列个清单写下"睡不着的时候可以做的事情"，要准备到随时可以实施。如果不这样做，你可能会情不自禁地将手伸向手机，反而导致事态更加严重。

清单上应该列举一些不太需要动脑筋，随随便便就能做的事情。而且，最好是那种有时间的话也想做做，但是又不想特地占据白天时间去做的事情。

比如说，叠叠衣服、整理整理书本之类的，一些较为单纯的劳动，也不用花费什么力气，所以特别推荐。不过这时候如果去回想"哎呀，那本书放在哪里了"，然后又打开灯窸窸窣窣地去找书，就会导致交感神经受到刺激，更加兴奋。因此，最好是事先确定书本摆放的位置，为"睡不着的时候"做好准备。

如果是商务人士，擦擦鞋子也不错哦。平时只能简单地擦一下灰尘，那就利用睡不着的时候仔细地擦擦鞋子吧。可能你擦着擦着就累了，就想睡觉了。第二天早上还有亮闪闪的鞋子在等着你，岂不是一石二鸟。

如果是不想劳动的日子，那就在朦胧的光线下听一听安静的音乐，也是不错的。

另外，我想解释一下，明明不困却跑到床上，会导致什么情况发生。

会陷入一种恶性循环：还不困就跑上床→睡不着所以焦虑→更加难以入睡→即便入睡，睡眠也比较浅。如前所述，从上床到入睡所花费的时间越长睡眠就越浅。

顺便说一句，如果连日睡不着，人的大脑可能会留下印记，认为"这个床不是能睡得着的地方"。有可能换个地方睡觉或者把床的位置移动一下，就能睡得着了，大家可以试试看这个方法。

即便是我这种以睡眠专家自居的人，偶尔也会感到"今天有点难以入眠"。这个时候，大抵是心中有点什么睡眠以外的事情放不下。

工作上的事情、家里的事情、健康方面的事情、金钱方面的事情……想必你也会有一些会感到担心、不安、焦虑的事情吧。这些事情一旦在脑子里面转起来，即便你想着"不行，必须忘记这些事情赶紧睡觉"，也无济于事。

为了应对这样的时刻，有个办法是平时就在枕边放好本子和笔。然后，让我们把涌上心头的杂七杂八的事情全都写出来吧。

如果不安的感觉是隐隐约约的，这种不安感反而会愈演愈烈。很容易让人觉得仿佛"要变成什么不得了的事情"。

姑且把你心里牵挂的事情都写出来吧。

一旦问题明确了，相应地心情就能平静下来了。而且也能做出理性判断了——"既然问题已经搞清楚了，就不必胡思乱想了，明天起床之后再处理就好"。

如果这样还是不能平静下来，那就再考虑考虑处理问题的日程安排，把这些也写下来。如果能够考虑到这种程度，"接下来就只剩下睡觉这一件事"了。

比如说，体检报告的结果不好，被告知需要再进一步检查。这时你一定很担心，心里想着这件事怎么也睡不着。这种时候，你只要在本子上写下这些话就好了："被要求进一步进行大肠癌相关筛选检查。但是，据说粪便潜血检查很多时候也会出错。事到如今担心也没有用。用肠镜进一步精密检查之后再考虑吧。"通过写下这些话语，渐渐平静下来就好了。

如果还是不能平静，那就再进一步考虑详细的日程安排。

"不用等到复查那一天了，我先跟医生咨询一下吧。明天午休的时候打电话预约，如果可能的话，明天就去看。即便明天医生没空，后天应该能安排得上。"

写到这种程度，心情应该能够平复很多。

这项工作是为了整理心绪、考虑什么时候应对问题。

需要重视的是这项工作是否容易操作。事先备好本子以及笔比较好，会方便你在黑暗中迷迷糊糊的时候也能使用。

专栏5

### 睡前"蓝光"是妨碍舒适睡眠的天敌

在本章结束之际，为了确保舒适睡眠，还有一件事需要特别强调一下。

那就是，夜晚看智能手机的蓝光画面是大忌讳。由于大家在很多场合都听到这样的劝说，所以可能会想"怎么又来了"。可是即便如此，这就是我想要着重强调的事情。

由于太阳光中也含有蓝光，所以人一看到蓝光画面，大脑就会错误地以为"现在是白天"。这样一来，好不容易制造出来的，有助于熟睡的褪黑素就会减少，而且蓝光只要照到视网膜上，就会刺激交感神经，因此妨碍睡眠、影响睡眠质量的概率就会大大增加。你可以理解为睡觉前一旦看到蓝光，那么你就没法熟睡了。

虽然智能手机是在包括商务活动在内的现代生活中不可缺少的工具，但正因如此，我认为我们需要有一定的规矩，以免被智能手机操控。

　　夜晚时间段如何度过，如何从智能手机的束缚中解放出来，可以说决定了一个人在社会上能否成为与"其余大部分人"不一样的人。

　　虽然如此，"晚上一律不使用智能手机"倒也不现实。如果"明明想查点东西却不能使用智能手机"导致坐立不安，反而适得其反了。也不必过分勉强自己，在可能的范围内尽量摆脱智能手机的束缚吧。

　　最后，希望大家"连智能手机的充电器也不要带入卧室"，不过大家首先应该努力做到的是不要把智能手机带上床。

　　很多人都喜欢"躺在床上看YouTube"，可能你也是其中一员。

　　但是，大脑会因此错误地以为床就是"让人体会兴奋感觉的场所"。然后，我们就会一直睡不着，一直在看YouTube。

　　我也是那种容易沉迷的性格，以前也有过一段沉迷时间。虽然知道这样不好，但我还是忘我地躺在床上看YouTube。结果就很难睡着觉，睡前疲劳感倍增，起床之后还是感到疲惫……就陷入那样一种恶性循环。等我意识到这个问题以后，我就彻底改正了。

　　我们经过迪士尼乐园附近就会感到开心，目击某处有葬礼就会心情低落。虽然自己并没有参与其中，但是我们的大脑会针对这些现实图景自动脑补很多意象。

不可以小看我们的大脑。让我们做大脑的朋友吧。

让我们尽量什么也不要带到床上去，不要让大脑产生多余的想象。

如果大脑能够留下一种记忆："床只是睡觉的地方"，那就好办了。那样你只要看到床，就会犯困。

# 第 6 章

创造"舒适睡眠"的环境
直接关乎次日状态

## 促成"舒适睡眠"，设定温度、湿度有窍门

要想获得良好的睡眠，毋庸置疑，卧室的环境很重要。请大家在现有条件的基础之上下点功夫，想办法打造出最适宜的环境。

正如前文所述，首先，让我们努力做到不要把手机带进卧室。只要放在身边，不知不觉就会拿到手里，然后眼睛就会接触到蓝光。

此外，手机充电最好放在远离卧室的地方进行。请趁着还没犯困的时候把手机充电器转移到别的房间去。有些人可能用智能手机代替闹钟，请大家还是单独准备个闹钟吧。

比如我自己，自从把充电器移动到了厨房，做到了在床上不看手机，我立刻感受到了巨大的变化。早上起床的时候，"眼球、大脑、脖子、肩膀等部位那种奇怪的疲惫感"消失了，总觉得有种"莫名的喜悦"。请大家实践看看，一定会产生酣畅睡眠的实感，心情也一定会变得沉稳、充实。

其次，温度和湿度也会对睡眠产生非常大的影响。

有助于舒适睡眠的卧室温度，通常认为冬天最好在 16 度以上，夏天最好在 26 度以下。不过这也只是大致的标准，不同的人所适宜的温度差异相当大。至于湿度，据说冬夏都是 50%～60% 为宜。

冬天要事先用你喜欢的温度将卧室暖起来，同时使用加湿器，创造一个舒适的空间。

我们家在特别寒冷的冬夜，不光使用加湿器，还会使用被子干燥器预热被窝。因为这样一来，就不会有脚尖冰冷而睡不着的情况了。

不过，如果一直预热到临睡觉之前，被窝里面就会太热，就会妨碍睡前体温下降。因此，只要在大约睡前 30 分钟之前把开关关掉即可。

夏天我建议大家要毫不犹豫地使用空调。为了避免空调冷风直接吹到皮肤上，我们只要将空调扇叶调至向上吹即可。如果同时使用头朝天花板吹风的电风扇，室内空气就能得到循环，就能保持更加舒适的温度。我家会同时用两台这样的风扇。

另外，如果能用除湿器调整室内湿度，就更加理想了。

现在市面上有很多模样像闹钟一样的小型温度·湿度计（差不多 100 日元就可以买一个），建议大家备上一个。

并且，据研究显示，人在温度 20 度以上、湿度 50%～60% 的环境是最不容易患流感的（见图 6－1）。

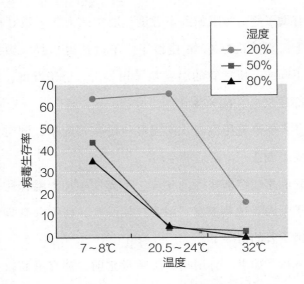

图6-1　温度、湿度和流感病毒生存率

来源：参照 G. J. Harper：JHyg(Lond). 1961 Dec；59(4) 制作而成。

想必你有时候在早晨眼睛睁开时感觉喉咙痛，然后就会想"咦，我是不是感冒了？"。感冒等疾病，正是在睡觉的时候才格外要小心。

为什么这么说呢？因为白天人们可以有意识地闭嘴，而且白天细菌、病毒就算进入口中，可以和唾液一起进到胃里面，大部分会被强大的胃酸力量杀死。

然而，人在睡着的时候嘴巴会张开，这时候口腔唾液也少，口腔环境十分干燥，所以细菌、病毒就会黏在咽喉的黏膜上，容易繁殖。

无论是为了舒适睡眠，还是为了预防感冒，温度和湿度的设定都很重要。

再者，有的人对声音也十分敏感。

睡眠过程中是需要 40 分贝（可参考图书馆内声音的感觉）以下的安静环境的。如果有生活噪声闯入，就很容易睡不着或者中途觉醒。

此外，也有很多人因为在意伴侣的鼾声而睡不着。

不管是哪种情况，如果是介意声音而睡不着觉，首先请试试看本书前文中介绍的耳塞。夜晚的睡眠我推荐使用泡沫（海绵）式耳塞和硅胶（橡皮泥）式耳塞。由于耳孔的尺寸、喜欢的触感等因人而异，所以请大家多尝试，找到适合自己的那一款。

另外，设定一个闹钟，设成即便是戴着耳塞也能听得到的音量，这样就能安心地睡觉了。

## 有放松效果的"香气"也有益于舒适睡眠

要想创造有助于舒适睡眠的环境，讲究香气也是个办法。

虽然并不存在一种睡眠药物，仿佛"闻了这个香气就能睡得很香"，但是，被喜欢的香气包围着，就会拥有幸福的感觉。一边感受着"啊，这个香味真好闻啊"，一边沉沉睡去，这是一件多么美好的事情。

而且，如果能够逐渐形成一种习惯，闻到那种香气，大脑就感知到"马上要睡觉了"，然后就会犯困想睡觉，这就好极了。

具体来说，能够让人放松、定心，具有镇静效果的香气比较好。

我推荐薰衣草、佛手柑、柠檬香茅、茉莉、天竺葵、甘菊、檀香、乳香、依兰香等的香气。

另外，有数据显示，杉、丝柏等的香气能够抑制交感神经的工作。不光是可以享用这些精油，如果能够将卧室的地板换成此类木材就最好了。

话虽如此，如果勉强将自己不喜欢的香气带进卧室，反而会妨碍安眠。人们终究要以自己的喜好为优先。

以前我因为压力而入睡困难的时候，就使用过薰衣草和佛手柑的精油，睡觉的时候滴几滴精油在枕套的背面。这几种香气是那种很能让人放松的守护香气。由于使用香薰加湿器会有香味残留，所以我一般不会使用。

无须使用任何专门的器具，滴几滴精油在枕头上就可以，男性也可以享用这一方法（因为有的种类的精油可能会留下印迹，所以要滴在枕套的反面。或者可以想办法滴在那种已经不用的棉布手帕上，再将其放在枕头边上）。

请大家不要认定香气是只有女性才能使用的，让我们努力想办法改造卧室环境吧。

总之，能够有助于熟睡的技巧有很多。不管是哪一种，最重要的是，大脑要产生一种认识，即"卧室只是睡觉的场所"，要把这种认识深深地印入大脑。

即便是只有一室的公寓，特别是那种没有专门的一个房间作为卧室的情况，请务必认识到床的周边就是"圣域"。

虽然在床上躺着很舒适，但是床绝非玩耍的地方。即便是非常疲惫地回到家，也不要将脱下的外套扔到床上。在床上盘腿坐着吃杯装方便面，更是不能容忍的。

只要你重视睡觉的场所，睡眠质量就会切实发生变化。

## 挑选"让人酣睡的睡衣"的黄金法则

你平时是不是穿着睡衣睡觉的呢？

有的人会用吸汗家居服或者是运动衣之类的代替睡衣。男性的话，大概也有很多人在睡觉时穿 T 恤衫加紧身短裤。

但是，考虑到睡眠的质量，还是睡衣最优。不过，也并非是穿什么睡衣都行，还有几个条件。

我曾经做过睡衣、家居服的品牌管理工作。那时候我尝试了日本以及欧洲众多的睡衣。

在此实践基础之上，我得出一个结论，"有助于熟睡的睡衣"，最重要的是要具备以下两点。

1. 高伸缩性（伸展性良好的材质）

我们在睡眠过程中会多次翻身。如果睡衣的伸缩性不够好，那么每次翻身都会被绊住，睡眠就会变浅。

比如纱布这种材质，由于很多人都认为这种材质是"非常舒适的材质"，所以很多厂家都选择将纱布作为睡衣的面料。

但是，纱布原本是作为受伤或者骨折时用于固定的材料，所以纱布就绝不可能制作成伸缩性好的材料。穿纱布睡衣睡觉的时候翻身就会被绊住，鉴于这一缺点，从舒适睡眠的角度来看，最好还是不要将纱布材质的布料用于家居服。

2. 高吸湿性和发散性（能够很好地吸汗）

即便是冬天，人在睡眠过程中也会大量出汗。因此，挑选可以吸汗并且能够帮助发散汗水的材质的睡衣也很重要。否则的话，汗水浸在皮肤上导致不适，睡眠也会变浅。

考虑到高伸缩性、高吸湿性和发散性，我推荐睡衣选择 "95% 的棉加 5% 的氨纶" 的以棉为主要材质的混合面料。因为添加少许氨纶，睡衣就会产生弹力。

此外，还有一种价格稍高一些的材质，就是从欧洲进口的莫代尔含量在 50% 以上的面料，其特点是轻薄、肌肤触感顺滑、弹力好，穿着睡觉的感觉是最舒适的。睡眠舒适度也能获得提高（莫代尔是从山毛榉树中提取的一种尼龙，是一种跟丝绸有着相似特质的合成纤维）。

但是，我不推荐氨纶比例较高或者以合成纤维为主的睡衣。因为这种材质的吸湿和发散性差，导致身体很闷，起床的时候会感觉仿佛是不小心在日式被炉里面睡着了，浑身发软，疲劳感未能消除。

丝绸面料也深得人们喜爱，但是平织的丝绸因为十分丝滑，睡觉时上衣和裤子的下摆都会卷起来，使得身体露在外面比较多，容易感冒。

最理想的睡衣，在材质方面最好是"莫代尔含量在 50% 以上"，其次是"95% 的棉加 5% 的氨纶"，样式上最好是长袖、长裤并且选择稍大一码才好。

有的怕热的男性可能会觉得"夏天穿长袖、长裤睡觉简直无法想象"，但是，只要布料选择薄一点的，夏天也还是穿长袖、长裤的睡衣比较好。

为什么呢？因为长袖、长裤可以迅速帮助我们吸掉睡眠过程中淌的汗。穿半袖上衣和短裤的话，手腕、脚上淌的汗就会粘在身上，湿漉漉的，极其不舒服，睡眠就会变浅。并且，汗水在身上蒸发的时候，会导致身体过分降温，从而容易感冒。

另外，比起大小正好的尺码，选择大一码的睡衣会让翻身更畅快。总而言之，不要束缚得太紧了。

睡衣的肌肤触感也不容忽视。抑或光滑顺溜，抑或清清爽爽，抑或松松软软，每个人的喜好不一样，但是如果肌肤触感不舒服，睡眠就得不到放松。去店里实地摸一摸，感受一下，挑选自己觉得舒服的产品吧。

能够满足以上这些条件的睡衣，其实不太容易碰到。对于我来说，一年也不知道能不能碰上一件。因此，要是偶尔遇到一件"非此莫属"的中意之物，即便是有点贵，我也建议大家买下来。

我即便是商务出差，也会考虑到睡衣的事情，会带上一件"我自己的睡衣"。比起使用宾馆的睡衣，使用自己带的睡衣，早晨起床的时候会明显感觉到疲劳消除得更彻底。请大家一定要去寻找一件让你想要随身带着的睡衣。

## "床垫"左右睡眠质量，选择需要注意三个要点

做菜的时候，只要能凑齐好的食材，都不需要花费多少工夫，就能做出好吃的菜肴。与此相同，只要能准备好高品质的寝具，仅此一项，便能大幅增强睡眠舒适度。

寝具不同于食材那样的"消耗品",它是能够长期使用的"好伴侣"。请大家不要被促销优惠价格所迷惑,要选择高品质的物品。

寝具当中,很多人讲究的是枕头。经常听到有人说"换个枕头就睡不着觉"。其实比枕头更重要的是床垫、垫褥这些东西。

一般情况下,我们的体重,头部占8%,头部以外的上半身部分占33%,屁股占44%,大腿以及以下的下半身占15%左右。

就寝时支撑全身的正是床垫、垫褥。因此如果使用不合适的床垫、垫褥,不仅会降低睡眠质量,严重的时候还有可能会导致腰痛、肩周炎等。

理想状态是睡眠的时候保持和站立时候一样的美丽姿势。如图6-2所示,我们在睡觉时如果采取理想的站立姿势,腰部就会产生4~6cm左右的"凹陷"。

睡觉的时候,由于重力的关系,这个"凹陷"会自然而然缩小到一半,大约2~3cm。这就是对骨头、肌肉、内脏、血行、淋巴流通等全身器官负担最小的姿势,关乎舒适睡眠。

选择床垫、垫褥以及枕头的重点是要选择能够帮助我们保持这个睡姿的产品。这就跟选购鞋子一样,有必要实际试试看。

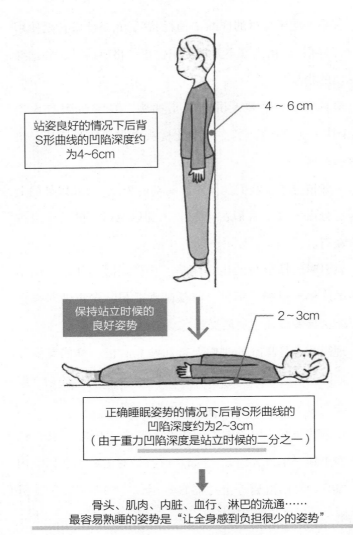

站姿良好的情况下后背S形曲线的凹陷深度约为4~6cm

4 ~ 6 cm

保持站立时候的良好姿势

2~3cm

正确睡眠姿势的情况下后背S形曲线的凹陷深度约为2~3cm
（由于重力凹陷深度是站立时候的二分之一）

骨头、肌肉、内脏、血行、淋巴的流通……
最容易熟睡的姿势是"让全身感到负担很少的姿势"

**图6-2　理想的睡眠姿势**

来源：千叶大学人体工程学方面的专家、名誉教授小原二郎的理论。

试用床垫、垫褥的时候，要仰面躺卧，考察以下几个要点（见图6-3）。

床垫过软的情况

睡在特别软的床垫上会感觉被包裹着十分舒适，因此要特别小心，别错选了这一类床垫！

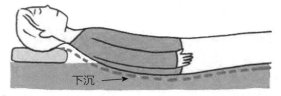

下沉

☑ 下沉太厉害会很难翻身 ➡
- 每翻一次身、睡眠就会变浅
- 身体变成了"く"形曲线，容易腰痛

床垫过硬的情况

睡在特别硬的床垫上会感觉身体得到伸展，感觉似乎对身体有益，因此也要特别小心，别错选了这一类床垫！

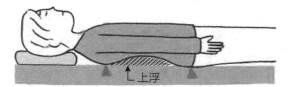

上浮

☑ 腰部会翘起来，S形曲线下方能放进一只手 ➡
- 身体紧张，睡眠变浅
- 从后背到腰部反翘，容易腰痛

如果是正好的硬度的话……

☑ 躺下来的时候会感觉全身的力气一下子被抽走了

☑ 从背部到腰部，跟床垫完全贴合

☑ 睡姿好，跟站立时候的良好站姿一模一样

图6-3 试用床垫的要点

①全身的力气是不是一下子就被抽走了（如果没有这种感觉，有可能是床垫太硬了）

②从背部到腰部，床垫是否完全贴合，腰部是否有异样感

③躺下来以后的姿势是否跟站立时候的良好站姿一样

（如果感觉到腰部下沉太多有可能是床垫太软了，反之则有可能是太硬了）

其中第③点如何判断，可以请别人在旁边帮你看看。

除此以外，还请考察一下该床垫是否容易翻身。

两膝稍许弯曲，往右往左翻身试试看。如果床垫太软会不太好翻身。

另外，偏瘦型女性适合稍微柔软一点的床垫，而男性不管是肌肉型还是发福型，体重都比较重，所以适合硬一点的床垫。

顺便说一句，所谓"低反弹"的床垫，正如其名，反弹比较弱，身体很容易陷进去，既不容易翻身，又会导致正确的睡姿崩塌。

不过因为这类床垫的包裹性非常好，睡在上面十分舒适，所以对于短时间的放松倒是适合的。

但是，一旦真正在上面睡着以后，很难获得深睡眠，所以我不推荐将这类床垫作为正式睡眠的床垫来使用。

选择床垫、垫褥的时候，很多人只是凭短时间躺卧的

感触来判断。

但是，仅凭一瞬间的舒适来选择，很有可能会选到不适合长时间睡眠的床垫，因此需要十分谨慎小心。

## 枕头选择的要点是"材质""高度""宽度"

枕头的选择，原本是跟床垫、垫褥一起选择最为理想。为什么这么说呢？因为床垫、垫褥的硬度不同，头枕枕头的高度也会不同。

如果没办法一起选择，那么请将现在正在使用的床垫的生产厂家、硬度等信息告诉店员，再进行枕头的选择。

关于枕头的选择，首先让我们选择自己喜欢的材质。

比如说，有的人有明确的嗜好，"非荞麦皮枕头不可"。如果是说"非这种材质就很难睡着"，那就尊重这种嗜好吧。

不过，像宾馆经常使用的那种羽绒枕头，如果不是做工特别精良的则不推荐使用。这种枕头从外观看上去似乎十分舒适，而且一瞬间的肌肤触感也很好，但是，睡在上面头部会陷得很深，脖子也不稳定，翻身也不好翻。

总的来说，我比较推荐的枕头是聚酯胺材质的，这类枕头可以很好地支撑头部和脖颈，有一定硬度。

其次，我们要选择高度合适的枕头。

请大家回想一下前一部分介绍的理想姿势。使用枕头的时候也要保持前述姿势，这一点很重要。

跟男性相比，女性选择低一些的枕头更合适。不过，脖子比较长的女性适合高一些的枕头，而脖子比较粗短的男性则适合低一些的枕头。

具体怎么判断呢？你可以多尝试几款不同高度的枕头，然后以是否便于呼吸，侧脸是否好看为判断依据即可。侧脸的话，请他人帮你看看，或者请店员帮你用手机拍摄下来再判断。

如图6-4所示的那样，过高的枕头会导致脖子往前弯曲，容易打呼噜。从侧面看如果变成了双下巴，那肯定是不合适的。反之，如果枕头过低，嘴巴容易变成张开的状态，容易感冒。

而且，不管枕头是过高还是过低，都会导致呼吸困难，肩膀和脖子容易酸痛。再强调一遍，躺下来的时候也要保持和站立时候一样的姿势，这一点是最重要的。

考虑到翻身问题，枕头的宽度要有头部尺寸的2.5~3倍才比较理想。因为没有一定的宽幅的话，翻身的时候头部可能会从枕头上滑落下来。

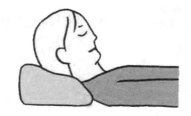

枕头过高的情况

下巴过分下拉
（下巴松弛、
变成双下巴）

过高为何不可？

- 气道堵塞呼吸困难、会导致睡眠变浅
- 容易打呼噜
- 容易脖子痛、肩膀发硬
- 脖子容易长皱纹

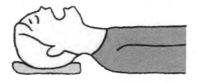

枕头过低的情况

下巴过分上拉
（可能导致嘴巴张开、
看上去傻呆呆的）

过低为何不可？

- 气道堵塞呼吸困难，会导致睡眠变浅
- 嘴巴张开喉咙干燥，会导致病毒容易附着，
  容易感冒
- 容易脖子痛、肩膀发硬

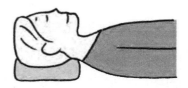

枕头高度正好的话……

呼吸最顺畅
侧脸最美丽

图 6-4　枕头的选择方法

## 舒适睡眠不可或缺的"羽绒被"：挑选方法和护理方法

盖被的材质，往往有棉花、涤纶、羽绒等。

以前人们多使用那种比较厚重的棉花被，如今为了舒适的睡眠，越来越多的人开始使用羽绒被。

正如人们把羽绒称作"天然空调"那样，羽绒的好处在于它可以帮助我们调整温度和湿度。睡得正熟的时候，如果身上出汗了，羽毛（上面生长的羽小枝）就会闭合，制造一条可以清除湿气的通道，排出湿气；寒冷的时候，羽毛就会打开，增加空气断热层，防止热气散发。

为了获得舒适的睡眠，可以说没有比羽绒更合适的盖被材质了。我也是一整年都喜欢使用羽绒被。

顺便一提，涤纶材质的东西直接盖在身体上，容易让人感觉像是睡在被炉里一样闷热。因此，我还是推荐大家使用羽绒被等天然材质的盖被。

好的羽绒被，只需要每隔 10 年送回购买的店里，请他们清洗、护理，如此便可以保存、使用 100 年。考虑到舒适睡眠，即便是贵一点，我们也还是买羽绒被吧。并且，正因为这是一次昂贵的购物，所以更要请大家注意选择优质的东西。

在此，我给大家详细地介绍一下羽绒方面的知识。

由于羽绒也会用于制成羽绒服，所以可能很多人都认为"羽绒＝绒"。但是，如图6-5所示，羽绒其实是包含"绒（绒朵）和羽（羽毛片）"两个种类的，而获取这些材料的生物体也包括鹅和鸭两种。

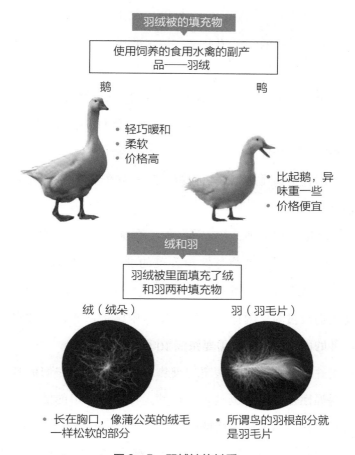

**图6-5 羽绒被的材质**

鹅就是我们通常所说的水禽"鹅"，因其肝脏经常被制作成鹅肝食用而广为人知。

鸭就是我们通常所说的水禽"鸭"，因北京烤鸭而闻名天下。

因此，究其根源，羽绒其实是食用水禽的副产品。

比起鸭绒，鹅绒的价格更贵。为什么会这样呢？因为比起鸭子，鹅的饲养周期长，饲料费用、人工费用等成本更高。

而且，鹅绒的绒比鸭绒的绒更轻、更柔软。此外，由于鸭子是杂食动物、鹅是草食动物，因此鹅绒的异味小，也是它的一个优势。

不管是鸭还是鹅，我们都可以从它们身上获取绒朵和羽毛片。

羽毛片有羽轴，弹力强，乍一看像是鸟的羽根的形状。

与此相对，绒朵是像蒲公英的绒毛一样松软的东西，长在水禽胸部的位置。水禽因为要在河流或池塘的冷水中度过很长时间，因此，为了在冷水中保护内脏，从胸部到腹部的羽毛就进化成了保温性较高的绒朵。

并且，水禽还必须度过炎热的季节，因此它们的绒不仅保温性强，同时也具备散热性。再者，为了能够长时间飞行，它们的绒还特别轻巧。

因此，作为盖被，也是绒含量越多用起来越舒适。

最高级的盖被是使用鹅毛绒，绒含量95%以上的产品。建议大家至少要选择绒含量达到85%以上的产品，尽可能选择绒含量90%以上的产品。

而且，本来被子的暖和程度就是看所使用的羽绒量。

鸭也好，鹅也罢，都是动物，多少会有一些味道。特别是便宜的商品，更容易遇到那种味道比较重的。

味道重的商品有可能是羽绒的清洗不充分，脏污未能充分洗净，所以容易过敏的人要特别注意这一点。

建议大家选择自己信赖的品牌，去实际体验一下手感，实际闻一闻味道，再购买。

请选择价格至少数万日元以上的产品。

作为羽绒的产地，匈牙利、波兰、法国、丹麦、俄罗斯以及中国等地比较有名。北纬50度一带寒冷地区的羽绒也比较有名。

正因为这是一次不便宜的购物，也是你每天重要的睡眠所需的伴侣，所以请务必好好选择，不要有一丝妥协。

## 羽绒被"按季节区分使用"是正确的

羽绒被其实也有各式各样的。最暖和的要数冬季羽绒盖被。即便是单人尺寸，羽毛填充量也达到了1.1公斤以上，非常暖和，所以适合冬天使用。

与此相对，在春夏时节，夏凉被、夏季薄羽绒被之类的被子比较好用，这类被子的羽绒含量一般为 0.25 ~ 0.4 公斤。

还有一种"春秋被"，羽绒含量一般为 0.6 ~ 0.8 公斤。适用于天气渐冷的秋天，或是乍暖还寒的初春。

此外，还有一种叫作"子母二重被"或"四季被"的产品，是将夏季薄被和春秋被并用的类型。既可以按照季节单独使用，也可以叠加成冬季羽绒盖被使用，有这样一套被子，一年四季都可以应对了。

不过，两床被子叠加使用的时候，被子的分量也是两床被的分量，相应地会比较重，因此仅适用于预算或收纳场所有限的人群。

人们生活的场所、居住形态各式各样，日本的话，基本上是四季分明，根据季节使用两床被子，基本上就很方便了。

假设以东京的气温为基准，住在钢筋混凝土公寓里面的人，春夏使用夏季薄羽绒被，秋冬使用春秋羽绒被即可。在独栋住宅或木质公寓里面居住的人，建议春夏使用夏季薄羽绒被，秋冬使用冬季羽绒盖被。

## 热水袋、电热毯之类的只能使用到睡前

我们在第 5 章已经谈到过，深部体温下降，我们才能顺利入睡。换言之，这意味着深部体温不下降，我们就很难顺利入眠。

在此，希望大家引起注意的是电热毯等保温器具的使用方法。

严冬酷寒时节，被子里面十分冰冷，很多人想要使用电热毯把床品事先加热一下，这种心情也是完全能够理解的。但是，我们要记住上床之前要把电热毯的开关关掉。

如果一直使用电热毯加热，深部体温就不会下降，入睡会变得困难，睡眠过程中也会处于闷热的状态，导致睡眠质量下降。这样子睡醒过来的时候，疲劳感和困顿感不能完全消除，跟一不小心在日式被炉里面睡着了之后醒过来的感觉一样。

即便是热水袋这种温度会自然下降的取暖器具，搁在被子里面这件事情本身就很碍事，会妨碍我们在睡觉时翻身，所以还是在睡前拿掉吧。

另外，穿着袜子睡觉也不可取。

因为我们的身体降温的时候，就是手掌和脚背处散热的。穿着袜子睡觉，就会阻碍身体从脚背散热，体温也就变得难以下降。

穿着袜子，等脚热了，再在被子里面脱掉，这种行为也不可取。跟用热水袋是一个道理，这种东西在被子里面，就是翻身时候的障碍物。

最好的办法就是使用被子干燥器事先预热被子。或者，铺上一床羊毛垫子，这个方法也值得推荐。如此，既能维持背部等身体表面部位的温度，又不妨碍热量从脚背、手掌释放出去，深部体温下降，我们就能够熟睡了。

那么，应对酷暑时我们该怎么做呢？关于房间的温度，我认为尽可以积极地使用空调来进行调节。与其浑身是汗、赤身裸体地睡觉，不如在温度适宜的房间里穿着长袖衫以及长裤、睡衣睡觉，后者从吸湿散热的角度来看有明显优势，有助于形成更深的睡眠。

另外，网上经常有那种放入了保冷剂的垫子卖。对于特别怕热的人来说，这样的商品也挺合适的。如果不是那么怕热的话，只要把垫子从棉质的换成麻质的，就会很凉快了。

专栏6

## 最好是和同伴"分睡"

为了获取更好的睡眠，有必要与一起居住的家人好好谈一谈。

只要是彼此相爱的同伴，想要睡在同一张床上是理所当然的。但是，这件事会妨碍熟睡，却也是事实。

例如，对方发出打呼噜或者磨牙的声音。这声音就在耳朵边响着，真是折磨啊。

另外，两个人也不可能同步进行翻身。有时候可能会因为对方翻身而醒过来。

这类事情发生并非任何一方的过错。

还有，男女之间因为体温差异，经常还会发生"冷气（暖气）争抢之战"。特别是夏天，有时候可能一整晚都重复着这样的争夺之战——男性把冷气开关打开，女性又把冷气开关给关掉。

这样的事情，同样不是任何一方的过错。

因此，既然这些矛盾都演变成吵架了，不如两个人冷静地商量一下。

进一步而言，由于男女的肌肉量、身高、体重等体格方面的差异，导致适合彼此的床垫的硬度也会不一样。即便是在同一个房间睡觉，也最好是各自选择适合自己的床垫。

当然，同伴关系和舒适的睡眠同等重要。如果因此导致同伴关系破裂，那就本末倒置了。

重要的是不要被这种"不是任何一方过错"的事情左右心情，搞得心烦意乱。如果心情烦躁的话，那么仅仅因为心情烦躁就会降低睡眠质量。

也可以使用耳塞来应对同伴的呼噜声、磨牙声，如果无论如何都没法适应，则选择分卧房睡觉。诸如此类，让我们采取一些现实且有效的应对策略吧。

# 结　语

最后，请允许我高呼一声：

我终于找到了"可以使用一生的健康方法"！我以研究睡眠为事业已有11年。本书内容全部是我在此期间亲自实践得出的最有效果的方法。

在实践这些方法的过程中，我越来越坚信，"自己的健康可以自己来打造"。我的身体状况真真切切地变好了。现在我可以自己控制自己的大脑，身体状况自不用说，甚至对自己每天的"心灵状况"都能有足够的认知和把控。

这种效果体现在数字上，最显而易见的就是"基础体温的变化"。

一般来说，36.5~37度左右的体温是身体免疫力最高、最健康的状态。

观察我这几年的体检报告，可以看出，我在2016年刚开始实践这些健康方法的时候，体温是36.1度，之后逐渐上升，2019年体温达到了36.8度。现在基本能够维持这个体温。基础体温居然上升了0.7度，连我的主治医生也十分惊讶。正如我在前文中已经写过的那样，最近3年我都没有感冒，这也证明了我的方法十分有效。

在此，有一点我还想再强调一下，"日复一日的积累"绝不会白费。请大家也一定要用自己的力量获取"最棒身体"和"最强业绩"。

最后，谨以此书献给昭和西川的全体员工，以及总是给予我毫无保留的爱和支持的我的母亲。

西川有加子

# 附　录

工作日

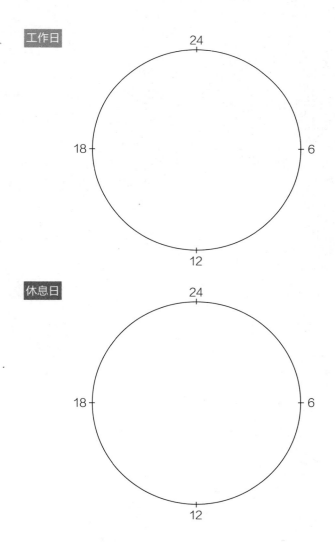

休息日